高职高专护理专业实训教材

健康评估实训

主　编　童晓云
副主编　李正姐　晏笑葵　梁春艳
编　者（以姓氏笔画为序）
任慧玲（安徽医科大学附属巢湖医院）
李正姐（安徽中医药高等专科学校）
陈君君（安庆医药高等专科学校）
晏笑葵（安徽医科大学附属巢湖医院）
黄小红（皖西卫生职业学院）
童晓云（合肥职业技术学院）
梁春艳（合肥职业技术学院）

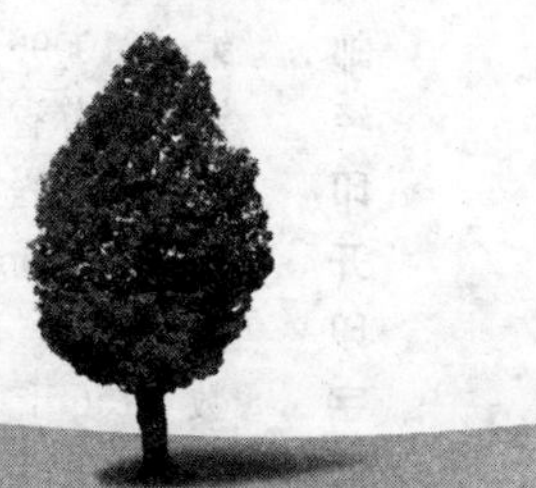

东南大学出版社
SOUTHEAST UNIVERSITY PRESS
·南京·

图书在版编目(CIP)数据

健康评估实训 / 童晓云主编. —南京 ：东南大学出版社，2014.8

高职高专护理专业实训教材 / 王润霞主编

ISBN 978-7-5641-5109-6

Ⅰ. ①健… Ⅱ. ①童… Ⅲ. ①健康—评估—高等职业教育—教材 Ⅳ. ①R471

中国版本图书馆 CIP 数据核字(2014)第 177221 号

健康评估实训

出版发行 东南大学出版社
出 版 人 江建中
社　　址 南京市四牌楼 2 号
邮　　编 210096
经　　销 江苏省新华书店
印　　刷 丹阳兴华印刷厂
开　　本 787 mm×1 092 mm 1/16
印　　张 6.25
字　　数 156 千字
版 印 次 2014 年 8 月第 1 版 2014 年 8 月第 1 次印刷
书　　号 ISBN 978-7-5641-5109-6
定　　价 15.00 元

高职高专护理专业实训教材编审委员会

成 员 名 单

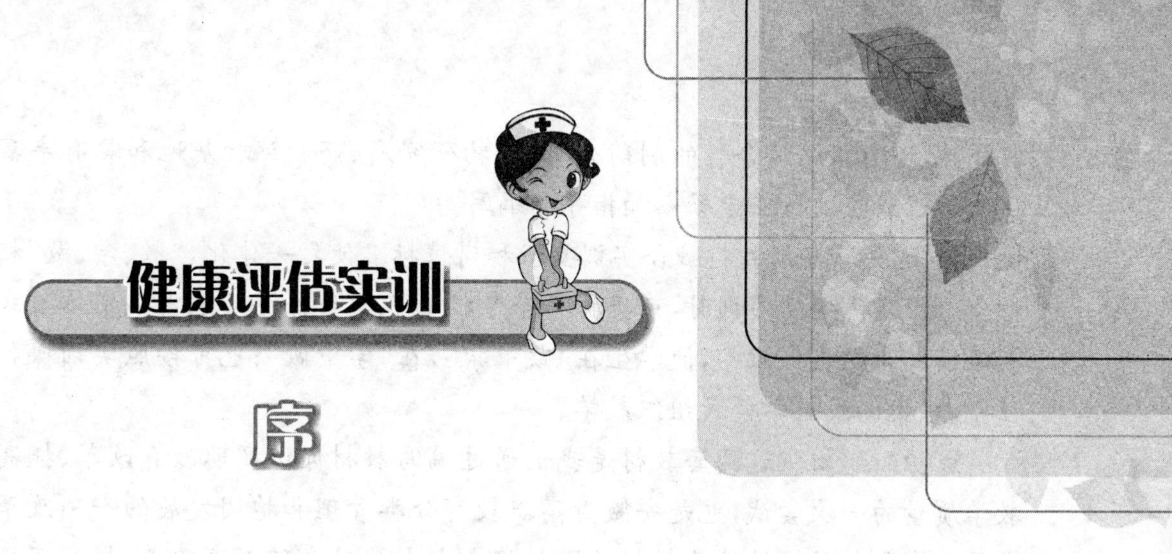

序

《教育部关于“十二五”职业教育教材建设的若干意见》(教职成〔2012〕9号)文中指出:“加强教材建设是提高职业教育人才培养质量的关键环节,职业教育教材是全面实施素质教育,按照德育为先、能力为重、全面发展、系统培养的要求,培养学生职业道德、职业技能、就业创业和继续学习能力的重要载体。加强教材建设是深化职业教育教学改革的有效途径,推进人才培养模式改革的重要条件,推动中高职协调发展的基础工程,对促进现代化职业教育体系建设、切实提高职业教育人才培养质量具有十分重要的作用。”按照教育部的指示精神,在安徽省教育厅的领导下,安徽省示范性高等职业技术院校合作委员会(A联盟)医药卫生类专业协作组组织全省10余所有关院校编写了《高职高专药学类实训系列教材》(共16本)和《高职高专护理实训系列教材》(13本),旨在改革高职高专药学类专业和护理类专业人才培养模式,加强对学生实践能力和职业技能的培养,使学生毕业后能够很快地适应生产岗位和护理岗位的工作。

这两套实训教材的共同特点是:

1. 吸收了相关行业企业人员参加编写,体现行业发展要求,与职业标准和岗位要求对接,行业特点鲜明。

2. 根据生产企业典型产品的生产流程设计实验项目。每个项目的选取严格参照职业岗位标准,每个项目在实施过程中模拟职场化。护理专业实训分基础护理和专业护理,每项护理操作严格按照护理操作规程进行。

3. 每个项目以某一操作技术为核心,以基础技能和拓展技能为依托,整合教学内容,使内容编排有利于实施以项目导向为引领的实训教学改革,从而强化了学生的职业能力和自主学习能力。

4. 每本书在编写过程中,为了实现理论与实践有效地结合,使之更具有实践性，还邀请深度合作的制药公司、药物研究所、药物试验基地和具有丰富临床护理经验的行业专家参加指导和编写。

5. 这两套实训教材融合实训要求和岗位标准使之一体化，“教、学、做”相结合。在具体安排实训时，可根据各个学校的教学条件灵活采用书中体验式教学模式组织实训教学，使学生在“做中学”，在“学中做”；也可按照实训操作任务，以案例式教学模式组织教学。

成功组织出版这两套教材是我们通过编写教材促进高职教育改革、提高教学质量的一次尝试，也是安徽省高职教育分类管理和抱团发展的一项改革成果。我们相信通过这次教材的出版将会大大推动高职教育改革，提高实训质量，提高教师的实训水平。由于编写成套的实训教材是我们的首次尝试，一定存在许多不足之处，希望使用这两套实训教材的广大师生和读者给予批评指正，我们会根据读者的意见和行业发展的需要及时组织修订，不断提高教材质量。

在教材编写过程中，安徽省教育厅的领导给予了具体指导和帮助，A联盟成员各学校及其他兄弟院校、东南大学出版社都给予大力支持，在此一并表示诚挚的谢意。

安徽省示范性高等职业技术院校合作委员会

医药卫生协作组

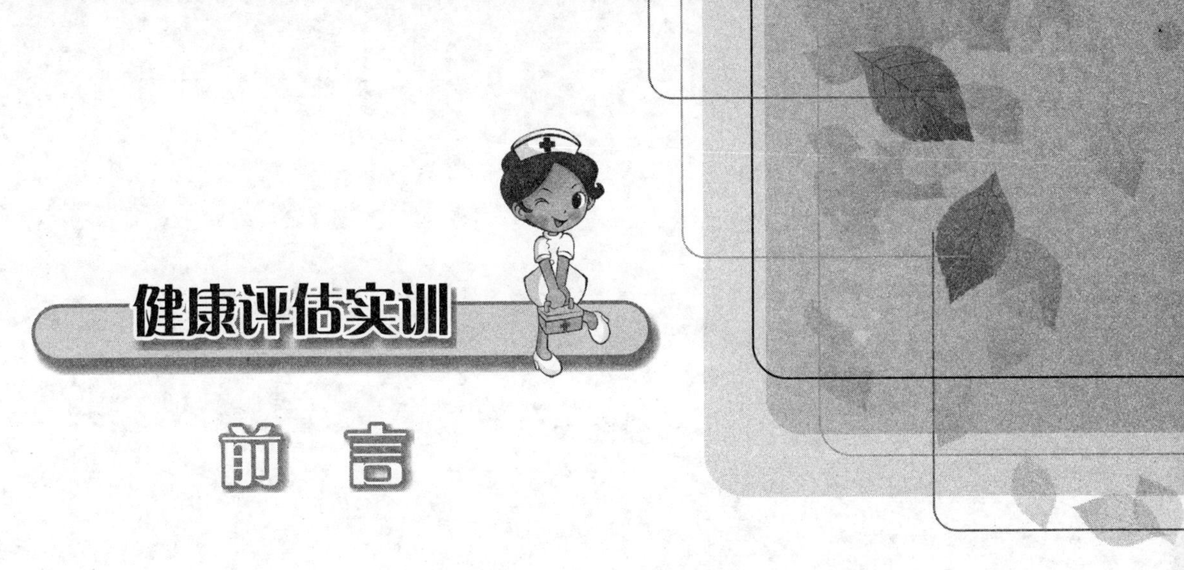

前　言

为适应高职教学改革，以适应岗位需要为目标，突出应用性、实践性的原则，特编写本实训教材。

本实训教材强调科学性、实用性和新颖性，融培养实践能力、提高综合素质为一体，理念先进，体现教改；注重护理专业的特点，突出职业教育特色。编写中参照2011年护士执业资格考试大纲，从护理职业岗位的实际需要和护士执业资格考试出发，突出护理工作岗位必备的知识和能力，充分体现“基于职业工作过程、以培养职业能力和素质为本位”的课程观，将课程学习与岗位应用有效对接，更加贴近临床、贴近岗位。

全书共有十四个实训项目，内容分别为健康史采集，一般状态评估，皮肤黏膜及浅表淋巴结评估，头面部评估，颈部评估，胸壁、胸廓及乳房评估，肺及胸膜评估，心脏及大血管评估，腹部评估，脊柱四肢评估，神经反射评估，心电图检查，全自动血糖分析仪检测术，尿液自动分析仪检测术等。编写中，精简文字表述，以图表形式讲述，达到图文并茂效果。本教材完全符合高职护理专业的教学需要，也可供助产、检验、康复、老年护理等专业教学使用。

编写过程中，编者们广泛参阅了国内相关教材和专著，并得到各编者所在院校的大力支持，在此一并表示感谢。由于时间紧迫，且编者的水平和能力有限，本教材难免有疏漏和错误，敬请广大师生予以批评指正。

童晓云

2014年2月6日

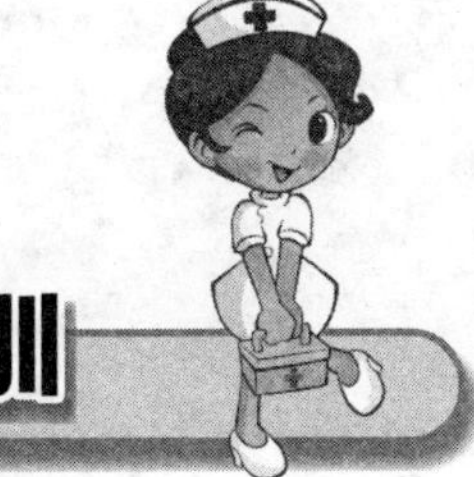

健康评估实训

目 录

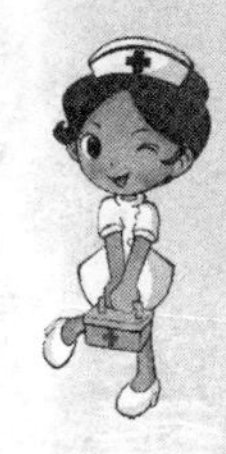

实训项目一　健康史采集

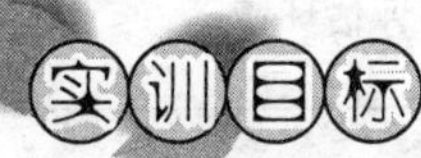

1. 掌握健康史采集的内容、方法和技巧,使所收集的主观资料内容系统、完整。
2. 能与病人有效沟通并能进行正确的护理评估。
3. 有较好的沟通技巧、高度的责任感,尊重、关爱病人。

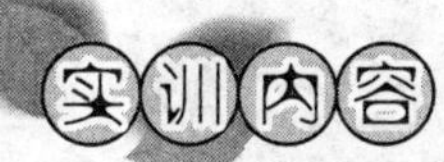

(一) 操作目的

1. 收集病人现存的或潜在的健康问题的资料。
2. 了解病人的健康观念、社会心理因素、生活习惯等与健康问题相关的因素。
3. 能熟练进行健康史采集。

(二) 操作准备

1. 护士准备

(1) 评估病人病情。

(2) 衣帽整齐,洗手,手部温暖。

(3) 确定健康史采集的目的,查阅病人信息资料,选择合适时间,安排良好的评估环境。

2. 病人准备　做好解释工作,取得病人的合作。协助病人排空大小便,帮助病人取适当的体位。

3. 用物准备　笔、健康评估单。

4. 环境准备　病室环境安静、舒适,具有私密性,安全,整洁。

（三）操作程序

操作流程	图　解
1. 评估交谈的环境是否安静舒适、光线是否适中、是否具有私密性等(图1-1)。	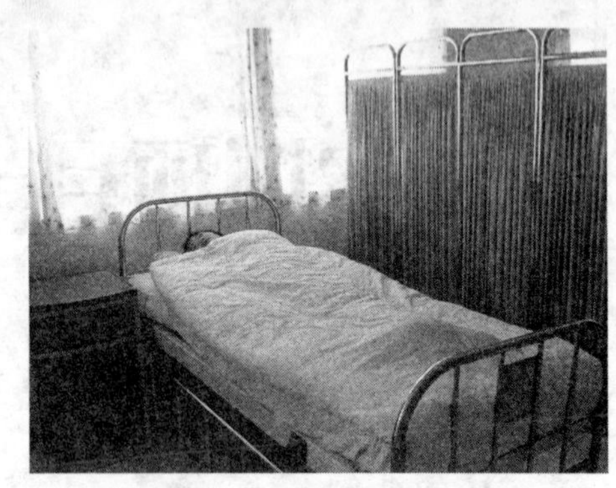 图1-1　良好的评估环境
2. 收集病人健康史资料(图1-2、图1-3) (1) 首先采集病人的一般资料：包括姓名、性别、年龄、民族、婚姻、文化程度、职业、宗教信仰、医疗费用问题、通讯地址、单位及联系方式等。 (2) 采集主诉、现病史：引导病人说出自患病以来的健康状况，通过交谈了解病人患病后的心理状况和日常生活能力等。 (3) 采集病人的既往健康史：包括既往患病史(含传染病、地方病)、住院史、手术史、外伤史、预防接种情况。 (4) 采集病人的目前用药史：主要询问药物过敏史、药物疗效及副作用以及生长发育史(个人史、月经史、婚姻史、生育史)等。 (5) 采集病人的家族史：包括家庭成员健康情况，家族是否有同类疾病史，有无传染病史，或是否有遗传性疾病。	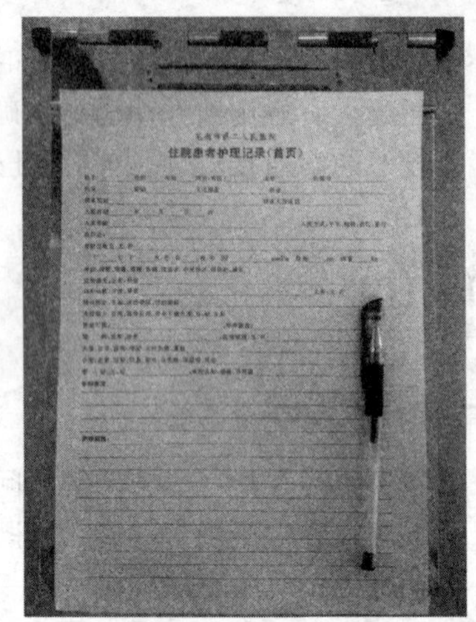 图1-2　健康评估病历 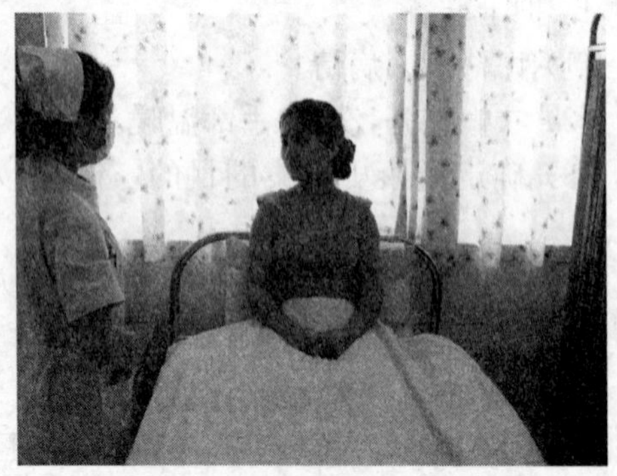 图1-3　护士在采集病人健康史

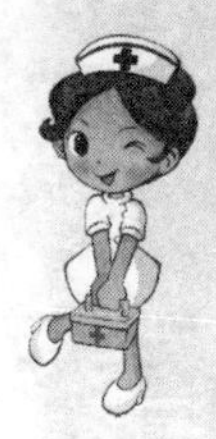

操作流程	图　解
(6) 按戈登功能性健康形态进行系统回顾：评估其健康感知与健康管理；营养与代谢；排泄；活动与运动；休息与睡眠；认知与感知；自我概念；角色与关系；性与生殖；压力与应对；价值与信念。	
3. 整理、记录 (1) 整理用物，整理床单位，协助病人躺卧舒适(图 1-4)。 (2) 护士洗手，记录结果，签名(图 1-5)。	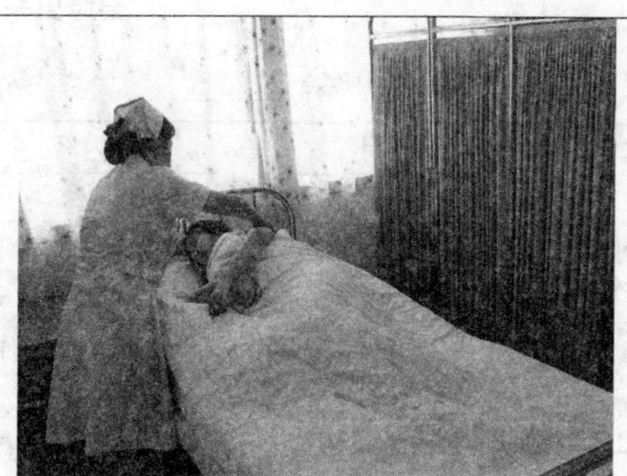 图 1-4　协助病人取舒适卧位 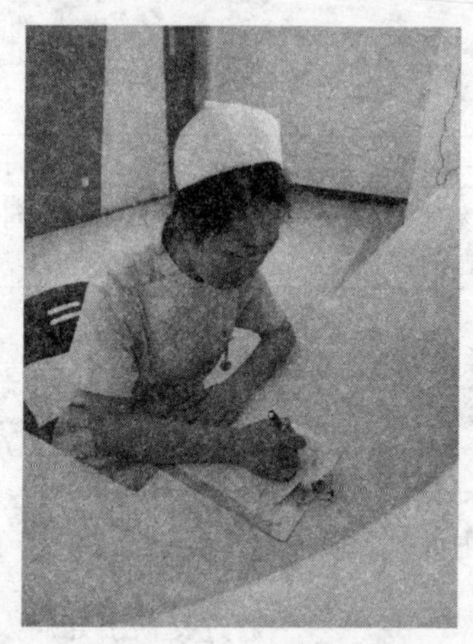 图 1-5　护士记录

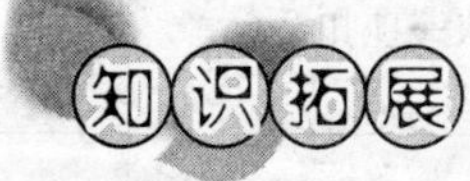

功能性健康形态(functional health patterns, FHPs)

1987 年 Morjory Gordon 提出，FHPs 分类模式涉及人类健康和生命过程的 11 个方面，每个功能形态都有一组共同的、类似的、互相关联的临床表现(病史、症状和体征)，因此形成一些与此功能相关的护理诊断。

十一个功能形态如下：

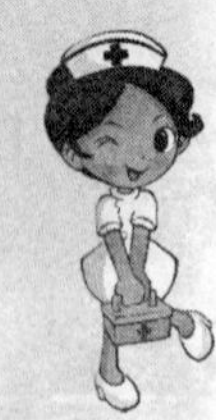

1. 健康感知与健康管理形态； 2. 营养与代谢形态； 3. 排泄形态；
4. 活动与运动形态； 5. 睡眠与休息形态； 6. 认识与感知形态；
7. 自我感知与自我概念形态； 8. 角色和关系形态； 9. 性与生殖形态；
10. 应对与应对形态； 11. 价值与信念形态。

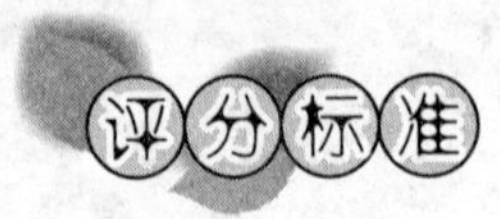

健康史采集评分标准

班级：________ 姓名：________ 学号：________ 得分：________

项目		分值	考核内容	考核方式	评分标准	得分
礼仪要求10分	仪表	3	仪表端庄,着装规范	观察	未做到不得分	
	行为	4	大方得体	观察	未做到不得分	
	言谈	3	语言亲切,态度和蔼	观察	未做到不得分	
操作前准备15分	病人	5	评估病人病情并取得合作;协助排空大小便,取舒适体位	口述	未做到不得分	
	环境	2	病室环境安静、舒适,具有私密性,安全,整洁	口述	不符合要求不得分	
	护士	4	修剪指甲,洗手、戴口罩;查阅门诊病历,了解病人的姓名、年龄、职业、入院诊断等基本情况;选择合适的时间	观察	缺一项扣0.5分	
	用物	4	备齐用物、摆放有序	观察	不符合扣4分	
操作过程55分	核对解释	5	核对床号、姓名;向病人解释评估目的及配合要求	口述	未核对不得分,未说明不得分	
	一般资料	5	采集病人的姓名、性别、年龄、民族、婚姻、文化程度、职业、宗教信仰、医疗费用问题、通讯地址、单位及联系方式等	观察操作	评估错误扣5分,信息不全扣5分	
	主诉	5	获得病人来就诊最主要、最明显的症状或体征	观察操作	不符合主诉不得分	
	现病史	10	通过交谈引导病人说出自患病以来的健康状况,了解病人患病后的心理反应和日常生活能力等	观察操作	缺一项扣5分	
	既往健康史、用药史	10	采集病人健康史,包括既往患病史(含传染病、地方病)、住院史、手术史、外伤史、预防接种情况	观察操作	缺一项扣2分	
	生长发育史	5	采集病人的个人史、月经史、婚姻史、生育史等	观察操作	缺一项扣1分	
	家族史	5	采集病人的家庭成员健康情况,家族是否有同类疾病史,有无传染病史,或是否有遗传性疾病	观察操作	缺一项扣1分	
	系统回顾	10	按戈登功能性健康形态进行系统回顾	口述	评估不正确不得分	

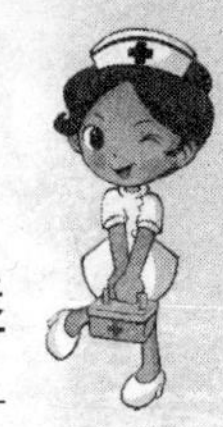

续表

操作后处理10分	病人	2	协助病人取合适卧位，整理床单位	口述	未做到不得分	
	用物	2	整理用物	观察	不符合扣2分	
	护士	6	洗手，记录，签名	观察	缺一项扣2分	
综合评价5分		3	操作稳重、准确、规范、安全	观察	一项未做到扣1分	
		2	关爱病人，内容无遗漏，沟通有效	观察	未做到不得分	
相关理论5分		2	目的明确	口述	目标不明确扣2分	
		3	熟记注意事项	口述	未熟记酌情扣分	
总分						

监考教师：　　　　　　　　　　考核时间：

（李正姐）

实训项目二　一般状态评估

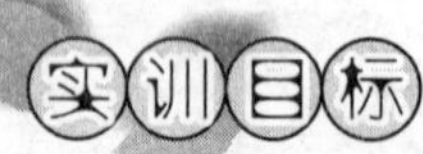

1. 掌握一般状态的评估内容与方法。
2. 能进行一般状态评估并写出实训报告。
3. 有较好的沟通技巧、高度的责任感，尊重、关爱病人，动作轻柔，认真仔细。

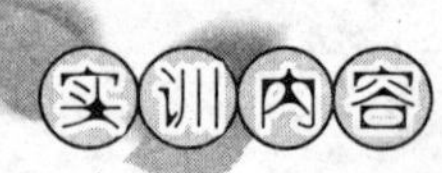

（一）操作目的

1. 掌握一般状态评估中发现的重要体征及其临床意义。
2. 熟练运用生命体征、营养状态和意识状态的评估方法。

（二）操作准备

1. 护士准备

(1) 评估病人病情。

(2) 衣帽整洁，洗手，手部温暖。

2. 病人准备　核对、解释以取得合作，协助合适体位。

3. 用物准备　实训模型人或学生，体温表、听诊器、血压计、压舌板、皮尺、体重秤、棉签、记录单、笔。

4. 环境准备　病室环境温暖、安静，宽敞明亮，光线充足，安全，整洁。

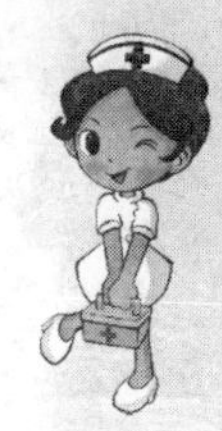

（三）操作程序

操作流程	图　解
1. 携用物于床旁(图 2 - 1),核对床号、姓名,向病人解释,帮助病人取坐位或仰卧位。	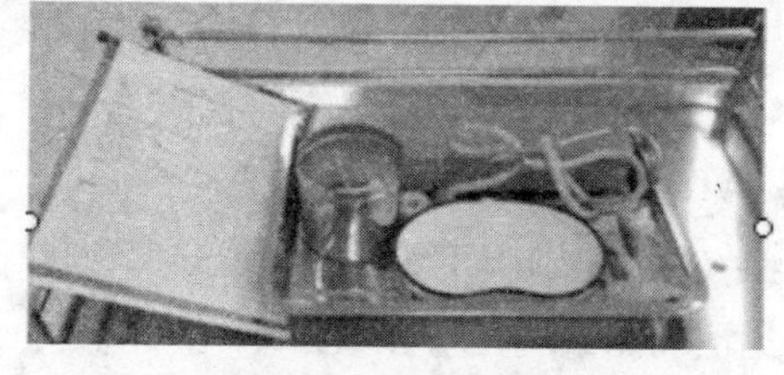 图 2 - 1　评估用物
2. 评估内容、方法、结果判断 (1) 性别、年龄。 (2) 体温、呼吸、脉搏、血压 ①正确测量病人体温(图 2 - 2): ⅰ. 擦干汗液(需要时),检查体温计是否在 35℃以下; ⅱ. 放置体温计部位、方法正确; ⅲ. 屈臂过胸夹紧,测 8～10 min; ⅳ. 取出,消毒液纱布擦拭,读数后甩表到 35℃以下。 ②测量脉搏和呼吸(图 2 - 3): ⅰ. 手臂放于舒适位置,腕部伸展; ⅱ. 示指、中指、无名指指腹按压在桡动脉表面; ⅲ. 正常脉数 30 s×2,得结果; ⅳ. 以诊脉状观察病人胸腹起伏; ⅴ. 正常呼吸数 30 s×2,得结果。 ③测量血压(台式血压计,图 2 - 4): ⅰ. 置体位,并使被测肱动脉与心脏在同一水平; ⅱ. 放平血压计,缠袖带于上臂中部,合理放置听诊器胸件并稍加固定; ⅲ. 打开水银槽,戴听诊器,关闭输气球气门,打气;	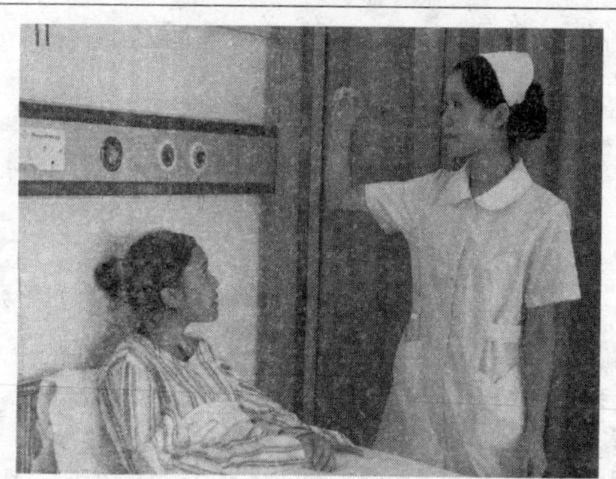 图 2 - 2　脉搏和呼吸测量 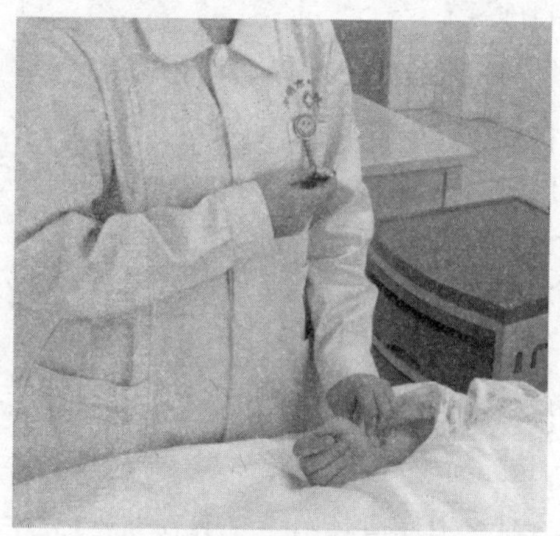 图 2 - 3　脉搏和呼吸测量

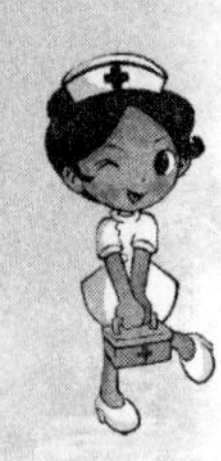

操作流程	图　解
ⅳ. 至搏动音消失上 20～30 mmHg 后以 4 mmHg/s 的速度放气，测出血压值； ⅴ. 驱气，解袖带，整理衣袖； ⅵ. 右倾 45°关水银槽开关，将袖带及输气球放入血压计盒，关闭血压计。 正确测量病人血压(图 2－4)，包括正确选择体位、部位和看体温表及测血压前的准备、使用血压计，然后得出结论，记下 T、P、R、BP 的值。	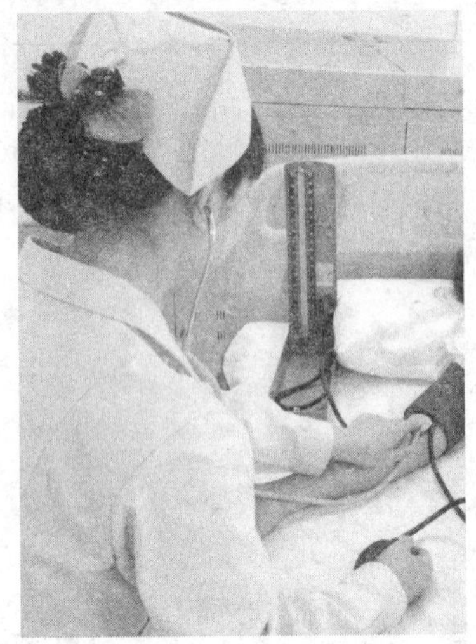 图 2－4　血压的测量
(3) 发育与体型(图 2－5)：以年龄与智力、体格成长状态(如身高、体重及第二性征)之间的关系来判断发育是否正常。判断成人发育正常的指标有：胸围＝1/2 身高；两手距＝身高；坐高＝下肢长度。 (4) 营养状况：分良好、中等、不良三个等级。根据皮肤、毛发、皮下脂肪、肌肉发育等综合判断。察看前臂的曲侧或上臂背侧下 1/3 处皮下脂肪充实的程度。	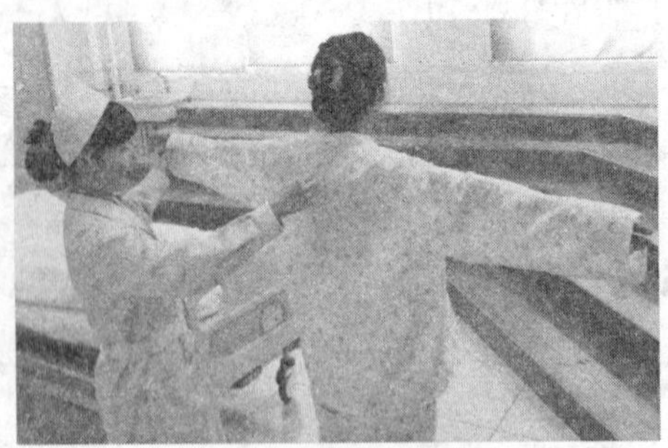 图 2－5　发育与体型评估
(5) 意识状态：了解其思维、反应、情感活动、计算及定向力等方面是否正常，选择简单计算、痛觉试验、对光反射及各种反射评估意识障碍的程度，可分为嗜睡、意识模糊、昏睡、昏迷及谵妄等(图 2－6)。 (6) 面容和表情(图 2－6)。	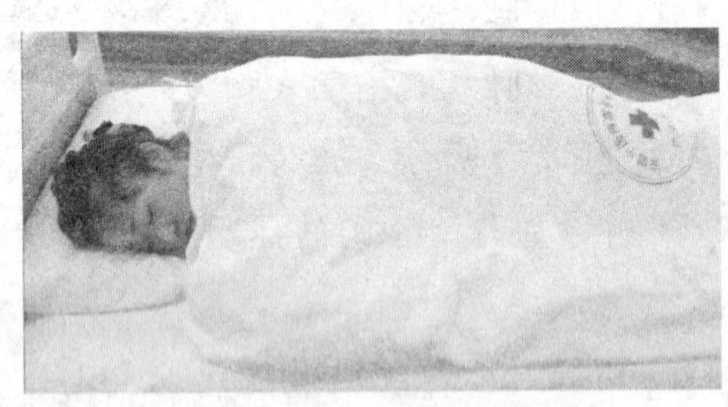 图 2－6　意识状态、面容和表情评估

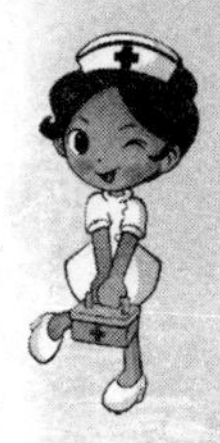

操作流程	图　解
(7) 体位、姿势、步态(图 2-7)。	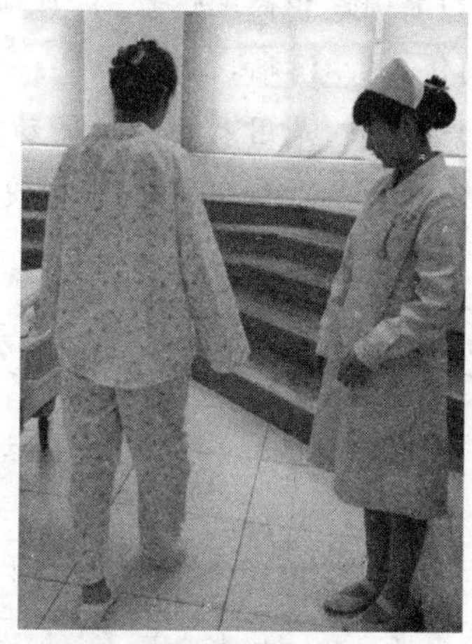 图 2-7　步态
3. 整理、记录 (1) 评估完毕,安置病人,协助其穿好衣裤,取舒适体位。整理用物,整理床单位。 (2) 护士洗手,记录结果,签名(图 2-8)。	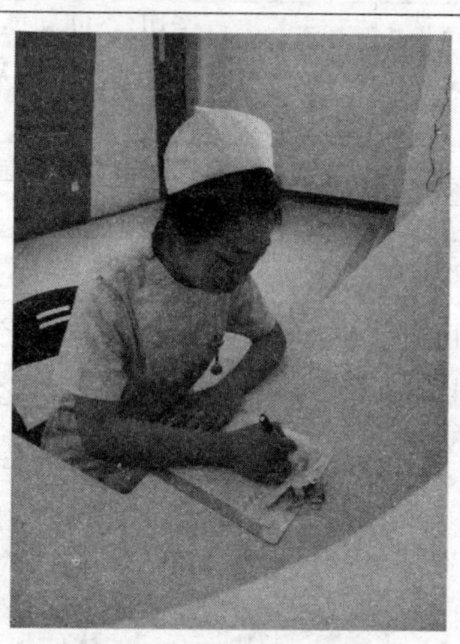 图 2-8　护士记录

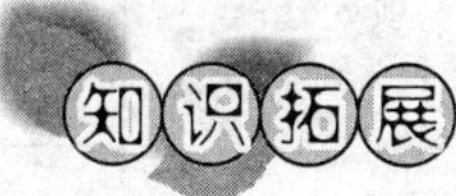

血压值及血压计

按照世界卫生组织(WHO)建议使用的血压标准是:凡正常成人收缩压应小于或等于 140 mmHg(18.6 kPa),舒张压小于或等于 90 mmHg(12 kPa)。如果成人收缩压大于或等于 160 mmHg(21.3 kPa),舒张压大于或等于 95 mmHg(12.6 kPa)为高血压;血压值在上述两者之间,亦即收缩压在 141～159 mmHg(18.9～21.2 kPa)之间,舒张压在 91～94 mmHg(12.1～12.5 kPa)之间,为临界高血压。诊断高血压时,必须多次测量血压,至少有连续两次舒张期血压的平均值在 90 mmHg(12.0 kPa)或以上才能确诊为高血压。仅一次血压升高者尚不能确诊,但需随访观察。

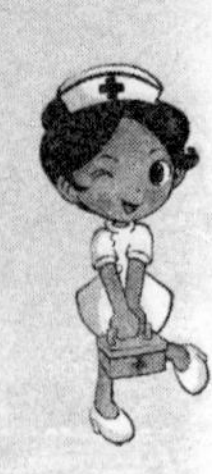

常用的血压计有水银柱式血压计、电子血压计和气压表式血压计三种。水银柱式血压计测量的准确性和稳定性较高，目前主要由医院使用。电子血压计外观轻巧，携带方便，操作简便，显示清晰，但同时也会受到许多因素的影响。气压表式血压计（又称无液测压计）形如钟表，是用表头的机械动作来表示血压读数的。这种血压计的其余部分与水银柱式血压计基本相同，但其准确度不如水银柱式血压计。

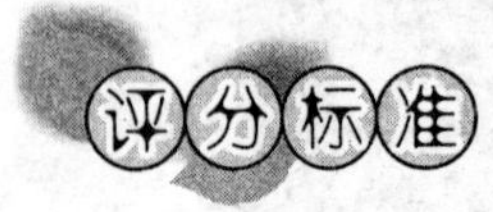

评分标准

一般状态评估考核评分标准

班级：________ 姓名：________ 学号：________ 得分：________

项目		分值	考核内容	考核方式	评分标准	得分
礼仪要求10分	仪表	3	仪表端庄，着装规范	观察	未做到不得分	
	行为	4	大方得体	观察	未做到不得分	
	言谈	3	语言亲切，态度和蔼	观察	未做到不得分	
操作前准备15分	病人	5	取舒适体位，排空大小便，了解操作目的，能合作	口述	缺一项扣1分	
	环境	2	病室环境温暖、安静，宽敞明亮，光线充足，安全，整洁	口述	不符合要求不得分	
	护士	4	洗手、戴口罩	观察	缺一项扣2分	
	用物	4	备齐用物、摆放有序	观察	不符合扣4分	
操作过程55分	核对解释	5	核对病人床号、姓名、年龄，向病人解释检查目的及配合要求	口述操作	少一项扣1分	
	一般资料	6	评估病人性别、年龄；生活状况评价；心理、社会评价	口述操作	少一项扣1分	
	测体温	8	选择合适的体位和测量部位，正确测量体温，正确读数并得出结论	口述操作	方法不正确不得分	
	测脉搏和呼吸	10	选择合适的体位和测量部位，正确测量脉搏和呼吸频率，正确读数并得出结论	口述观察	一项5分；方法不正确不得分	
	测血压	8	选择合适的体位和测量部位，正确测量血压，正确读数并得出结论	口述操作	方法不正确不得分	
	发育与体型	6	评估病人发育与体型以及营养状况，得出结论	口述操作	缺一项扣3分	
	意识面容表情	6	评估病人的意识状态及面容和表情，得出结论	口述操作	缺一项扣2分	
	体位和步态	6	评估病人的体位和步态，得出结论	口述操作	缺一项扣3分	

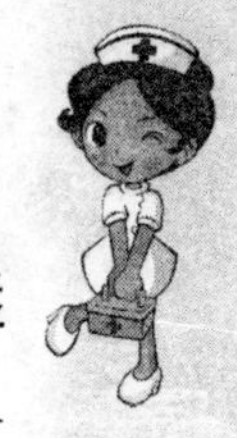

续表

操作后处理10分	病人	2	协助病人取合适卧位，整理床单位	口述	未做到不得分	
	用物	2	整理用物	观察	不符合扣2分	
	护士	6	洗手，记录，签名	观察	缺一项扣2分	
综合评价5分		2	关爱病人，沟通有效	观察	一项未做到扣1分	
		3	对所得资料分析正确，记录内容完整、规范，符合书写规范	观察	未做到不得分	
相关理论5分		2	目的明确	口述	目标不明确扣2分	
		3	熟记注意事项	口述	酌情扣分	
总分		100				

监考教师：　　　　　　　　　　　　考核时间：

（李正姐）

实训项目三 皮肤黏膜及浅表淋巴结评估

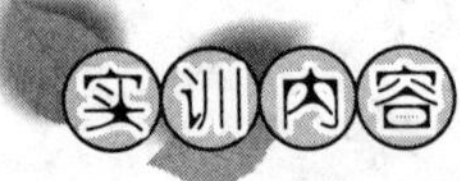

实训目标

1. 掌握皮肤黏膜及浅表淋巴结评估的基本内容及方法。
2. 对被检查者熟练地进行皮肤黏膜的视诊及浅表淋巴结的触诊。

实训内容

（一）操作目的

1. 熟悉皮肤黏膜及浅表淋巴结评估的顺序、方法及内容。
2. 能正确判断评估结果。

（二）操作准备

1. 护士准备

（1）评估病人病情。

（2）衣帽整齐，洗手，手部温暖。

2. 病人准备

取舒适的坐位或卧位，先做好解释工作，取得病人合作。

3. 用物准备　笔、纸。

4. 环境准备　病室温暖，安静，光线适中。

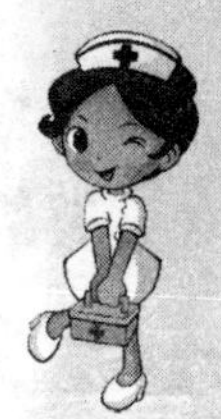

（三）操作程序

操作流程	图　解
1. 问候病人，解释(图 3－1)。	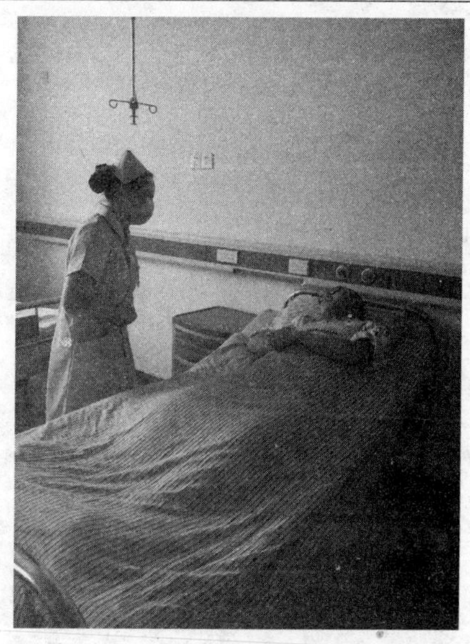 图 3－1　向病人解释
2. 皮肤评估 (1) 检查皮肤的颜色、湿度、温度、弹性。皮肤弹性检查：检查者以示指和拇指将被检查者手背或上臂内侧皮肤捏起，1～2 秒松开，观察皮肤皱褶平复的速度(图 3－2)。 (2) 检查皮肤是否有皮疹，判断皮疹的类型，皮肤是否有出血点、蜘蛛痣(图 3－3)。	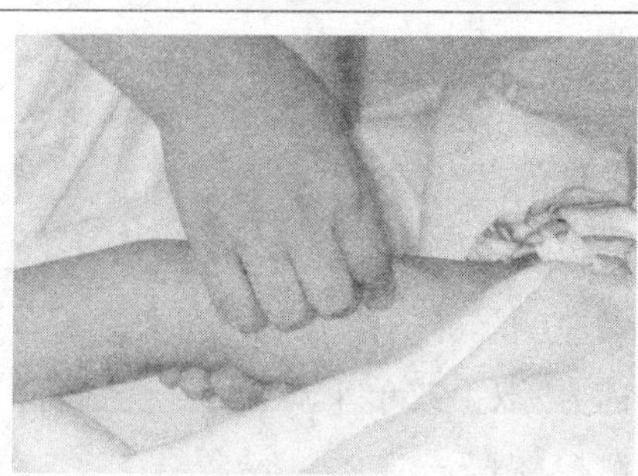 图 3－2　皮肤弹性检查  图 3－3　蜘蛛痣

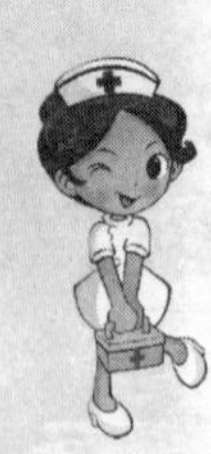

操作流程	图　解
(3) 检查皮肤是否有发生压疮的危险因素,判断压疮的部位、大小、深度、分期(图 3-4)。	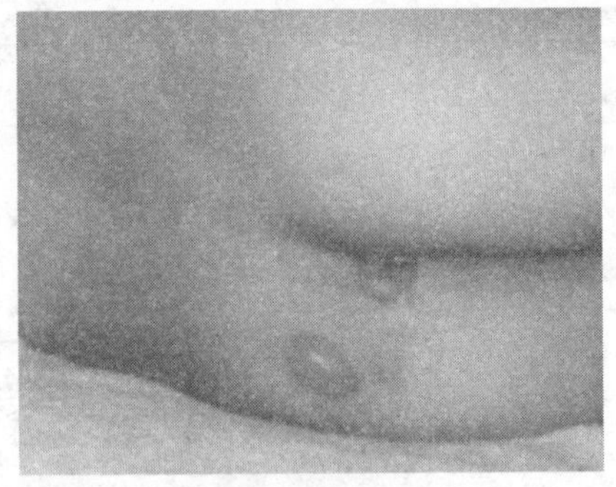 图 3-4　压疮
(4) 检查皮肤是否有水肿,判断水肿的程度。检查者以双手拇指分别按压被检查者左右下肢颈骨前及踝部皮肤 3～5 秒,去除压力后观察受压部位组织有无凹陷,有凹陷观察其恢复速度(图 3-5)。	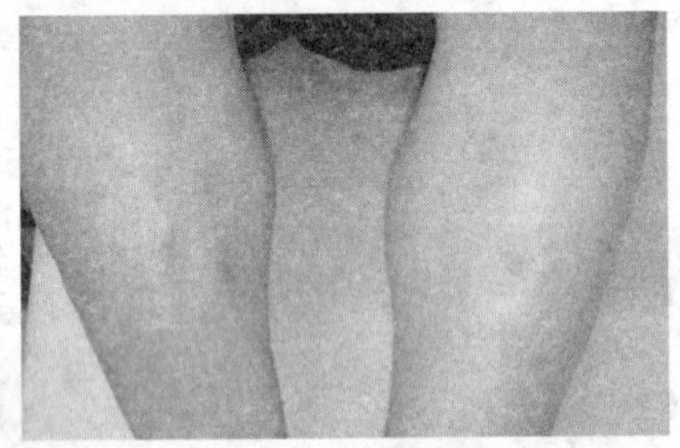 图 3-5　水肿
3. 浅表淋巴结评估 (1) 头部淋巴结触诊 ①耳前淋巴结:被检查者采取坐位或仰卧位,护士面对被检查者,右手触检查者左侧耳屏的前方,左手触右侧耳屏的前方,双手或单手对被检查者进行滑动触摸(图 3-6)。	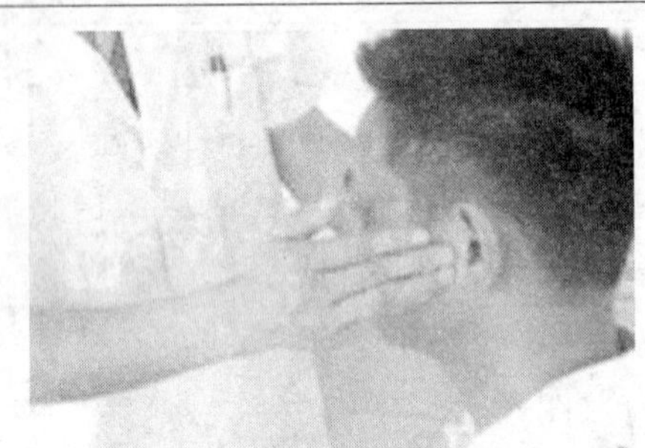 图 3-6　耳前淋巴结触诊
②耳后淋巴结:被检查者采取坐位或仰卧位,护士面对被检查者,右手触检查者左侧耳后乳突表面,左手触右侧耳后乳突表面,双手或单手对被检查者进行滑动触摸(图 3-7)。	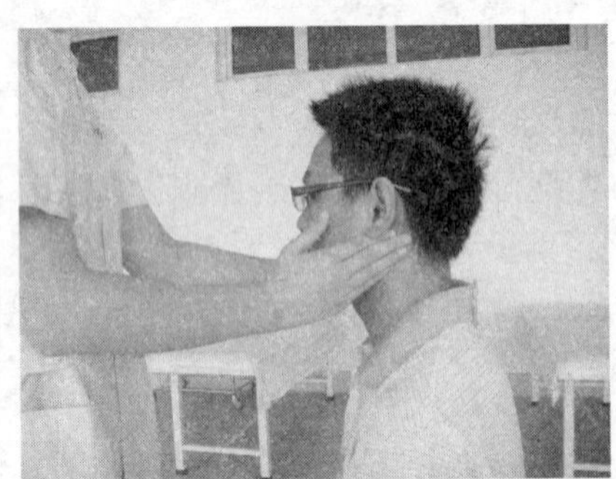 图 3-7　耳后淋巴结触诊

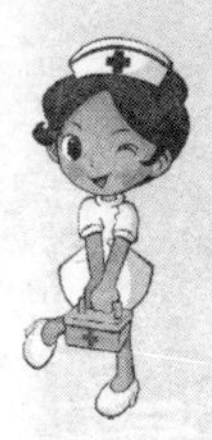

操作流程	图　解
③枕淋巴结:被检查者采取坐位或仰卧位,护士面对被检查者,右手触检查者左侧枕骨皮下,左手触右侧枕骨皮下,双手或单手对被检查者进行触摸(图 3-8)。	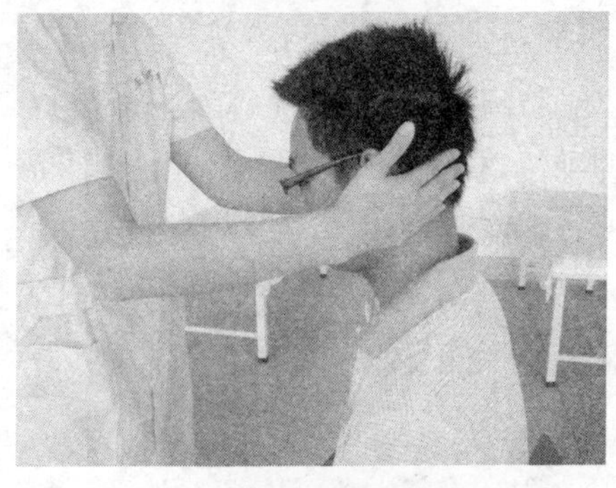 图 3-8　枕淋巴结触诊
(2) 颈部淋巴结触诊 ①颈后三角淋巴结:嘱被检查者头稍低或偏向检查侧,手指紧贴颈后淋巴结,由浅及深进行滑动触摸(图 3-9)。	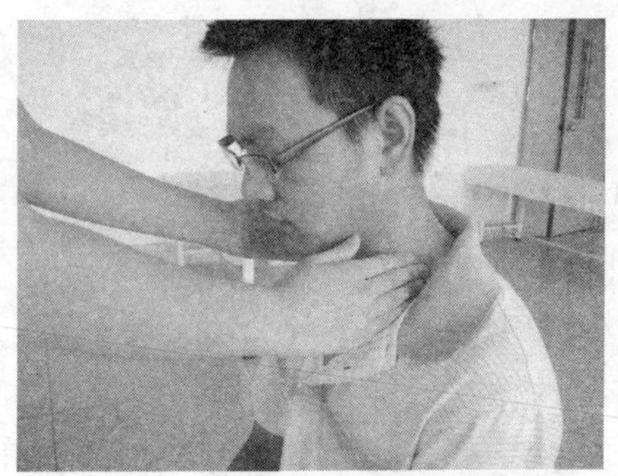 图 3-9　颈后三角淋巴结触诊
②颈前三角淋巴结:嘱被检查者头稍低或偏向检查侧,手指紧贴检查部位,由浅及深进行滑动触摸,依次触颈前、颌下、颏下淋巴结(图 3-10)。	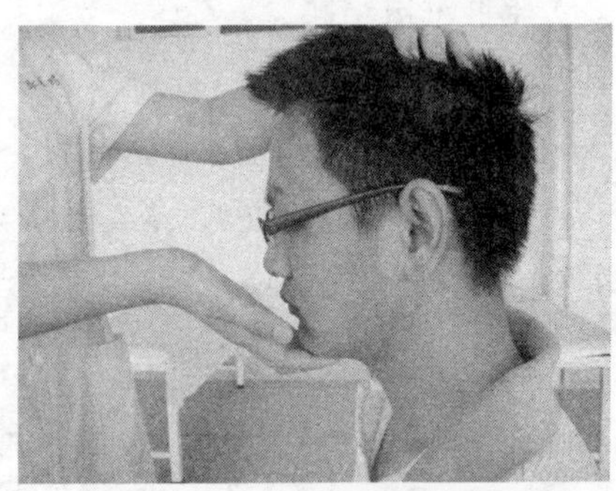 图 3-10　颈前三角淋巴结触诊
③锁骨上淋巴结:被检查者取坐位或者仰卧位,头部稍向前倾,护士用左手触被检查者右侧,右手触被检查者左侧,由浅部逐渐触摸至锁骨后深部(图 3-11)。	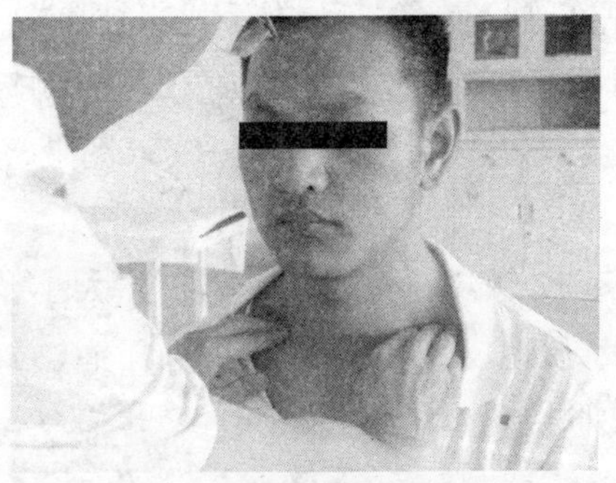 图 3-11　锁骨上淋巴结触诊

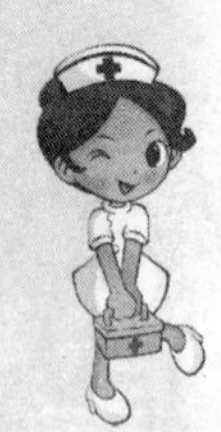

操作流程	图解
(3) 上肢淋巴结触诊 ①腋窝淋巴结:被检查者采取坐位或仰卧位,护士面对被检查者,一手将被检查者前臂稍外展,以右手触诊被检查者左侧腋窝,左手检查右侧腋窝,检查腋窝两侧由浅及深至顶部(图 3-12)。	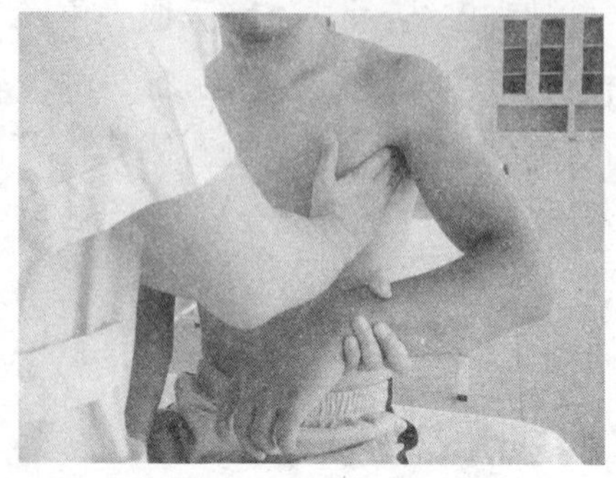 图 3-12　腋窝淋巴结触诊
②滑车上淋巴结:被检查者采取坐位或仰卧位,护士面对被检查者,一手将被检查者手腕抬至胸前,以右手触诊被检查者左侧上臂内侧的内上髁上方,左手触诊右侧,进行滑动触摸(图 3-13)。	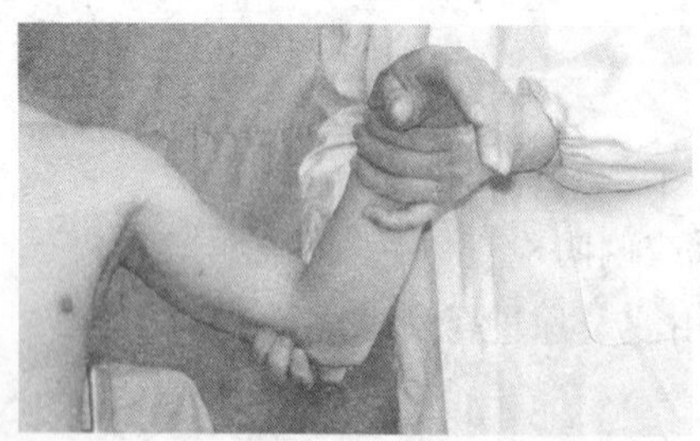 图 3-13　滑车上淋巴结触诊
(4) 下肢淋巴结触诊 ①腹股沟淋巴结:被检查者平卧,护士站在被检查者右侧,左、右手四指并拢以指腹触及右、左侧腹股沟,由浅及深滑动触诊(图 3-14)。	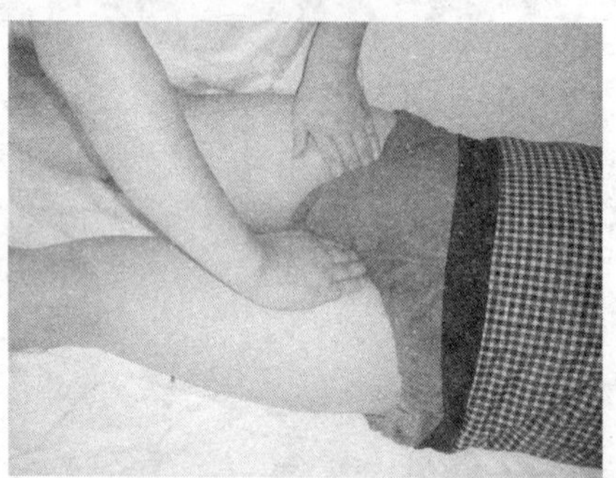 图 3-14　腹股沟淋巴结触诊
②腘窝淋巴结:被检查者平卧,护士站在被检查者右侧,右手托起被检查者小腿,左手四指并拢,以指腹触及腘窝,由浅及深滑动触诊至深部(图 3-15)。 (5) 触及淋巴结时表述部位、大小、数量、质地、活动度、有无粘连、压痛、局部皮肤变化。	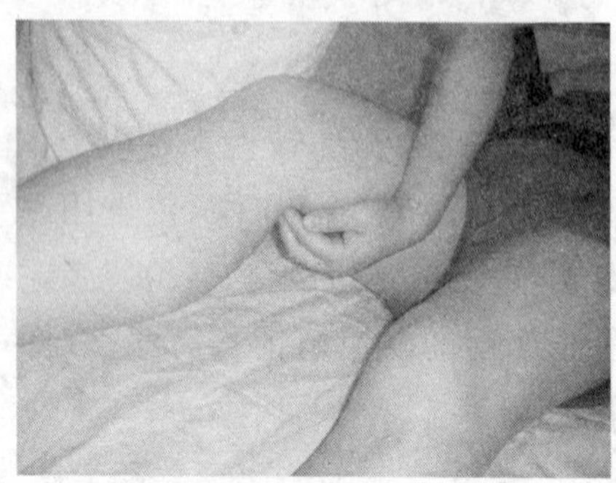 图 3-15　腘窝淋巴结触诊

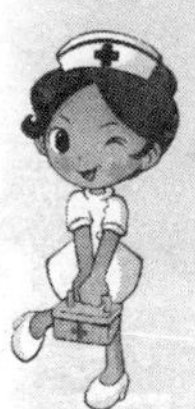

操作流程	图　解
4. 整理、记录 （1）整理用物，协助病人躺卧舒适，整理床单位。 （2）护士洗手，记录结果，签名（图3-16）。	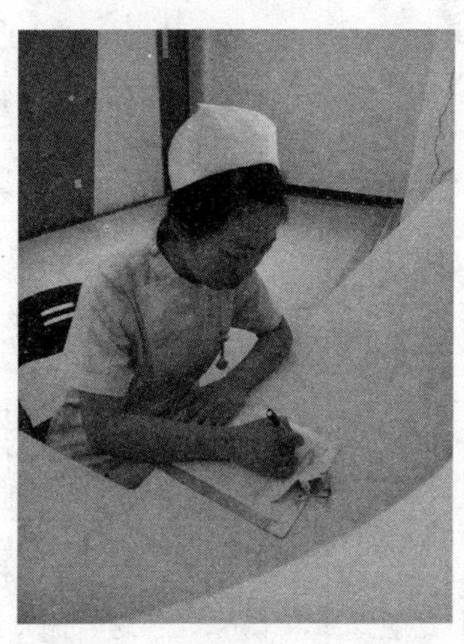 图 3-16　护士洗手、记录

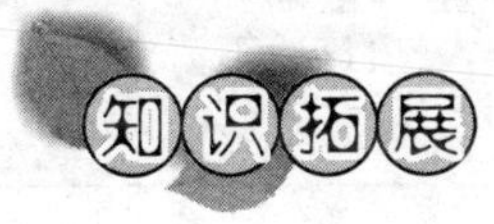

知识拓展

皮肤黏膜淋巴结综合征

皮肤黏膜淋巴结综合征又称川崎病，好发于儿童，为一种独立的急性传染病，主要表现为持续发热、眼结膜充血、嘴唇潮红及皲裂、手足硬性红肿、全身多形性皮疹及颈部淋巴结肿大等。

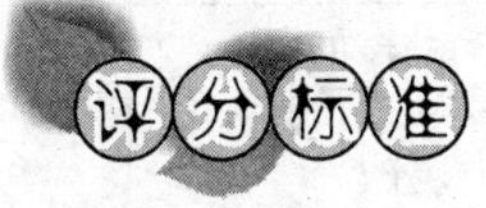

评分标准

皮肤黏膜和浅表淋巴结评估考核评分标准

班级：________　　姓名：________　　学号：________　　得分：________

项目		分值	考核内容	考核方式	评分标准	得分
礼仪要求10分	仪表	3	仪表端庄，着装规范	观察	未做到不得分	
	行为	4	大方得体	观察	未做到不得分	
	言谈	3	语言亲切，态度和蔼	观察	未做到不得分	
操作前准备15分	病人	5	评估病人病情	口述	未评估扣5分	
	环境	2	温暖安静，自然光线	口述	口述不清扣2分	
	护士	4	修剪指甲，洗手	观察	缺一项扣2分	
	用物	4	备齐用物，摆放整齐	观察	不符合扣4分	

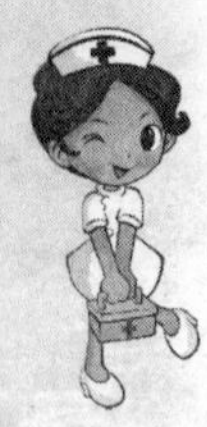

续表

操作过程 55 分	皮肤评估	4	检查皮肤的颜色、湿度、温度、弹性。皮肤弹性检查:检查者以示指和拇指将被检查者手背或上臂内侧皮肤捏起,1～2秒钟松开,观察皮肤皱褶平复的速度	口述操作	检查不正确扣2分,一项口述不清扣2分	
		2	皮肤是否有皮疹,判断皮疹的类型,皮肤是否有出血点、蜘蛛痣	口述操作	一项口述不清扣1分	
		2	判断是否有发生压疮的危险因素,压疮的部位、大小、深度、分期	口述操作	一项口述不清扣1分	
		4	是否有水肿,判断水肿的程度。检查者以双手拇指分别按压被检查者左右下肢颈骨前及踝部皮肤3～5秒钟,去除压力后观察受压部位组织有无凹陷,有凹陷观察其恢复速度	口述操作	检查不正确扣2分,一项口述不清扣2分	
	耳前淋巴结触诊	4	被检查者采取坐位或仰卧位,护士面对被检查者,右手触检查者左侧耳屏的前方,左手触右侧耳屏的前方,双手或单手对被检查者进行滑动触摸	口述操作	检查不正确扣2分,一项口述不清扣2分	
	耳后淋巴结触诊	4	被检查者采取坐位或仰卧位,护士面对被检查者,右手触检查者左侧耳后乳突表面,左手触右侧耳后乳突表面,双手或单手对被检查者进行滑动触摸	口述操作	检查不正确扣2分,一项口述不清扣2分	
	枕淋巴结触诊	4	被检查者采取坐位或仰卧位,护士面对被检查者,右手触检查者左侧枕骨皮下,左手触右侧枕骨皮下,双手或单手对被检查者进行触摸	口述操作	检查不正确扣2分,一项口述不清扣2分	
	颈后三角淋巴结触诊	4	嘱被检查者头稍低或偏向检查侧,手指紧贴颈后淋巴结,由浅及深进行滑动触摸	口述操作	操作不规范扣2分,口述不清扣2分	
	颈前三角淋巴结触诊	4	嘱被检查者头稍低或偏向检查侧,手指紧贴检查部位,由浅及深进行滑动触摸,依次触颈前、颌下、颏下淋巴结	口述操作	检查不正确扣2分,一项口述不清扣2分	
	锁骨上淋巴结触诊	4	被检查者取坐位或者仰卧位,头部稍向前倾,护士用左手触被检查者右侧,右手触被检查者左侧,由浅部逐渐触摸至锁骨后深部	口述操作	操作不规范扣2分,口述不清扣2分	
	腋窝淋巴结触诊	4	护士面对被检查者,一手将被检查者前臂稍外展,以右手触诊被检查者左侧腋窝,左手检查右侧腋窝,检查腋窝两侧由浅及深至顶部	口述操作	操作不规范扣2分,口述不清扣2分	
	滑车上淋巴结触诊	4	被检查者采取坐位或仰卧位,护士面对被检查者,一手将被检查者手腕抬至胸前,以右手触诊被检查者左侧上臂内侧的内上髁上方,左手触诊右侧,进行滑动触摸	口述操作	检查不正确扣2分,一项口述不清扣2分	
	腹股沟淋巴结触诊	4	被检查者平卧,护士站在被检查者右侧,左、右手四指并拢以指腹触及右、左侧腹股沟,由浅及深滑动触诊	口述操作	操作不规范扣2分,口述不清扣2分	

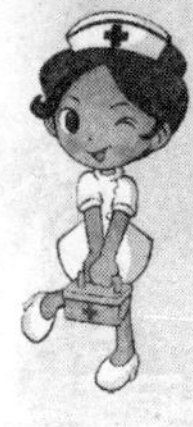

续表

操作过程55分	腘窝淋巴结触诊	4	被检查者平卧，护士站在被检查者右侧，右手托起被检查者小腿，左手四指并拢，以指腹触及腘窝，由浅及深滑动触诊至深部	口述操作	检查不正确扣2分，一项口述不清扣2分	
	淋巴结检查内容	3	触及淋巴结时表述部位、大小、数量、质地、活动度、有无粘连、压痛、局部皮肤变化	口述	一项口述不清扣1分	
操作后处理10分	病人	2	安置病人，卧床休息	口述	未做到不得分	
	用物	2	整理用物	观察	不符合要求扣2分	
	护士	6	洗手，记录，签名	观察	缺一项扣2分	
综合评价5分		3	动作熟练、规范	观察	一项未做到扣1分	
		2	关爱病人，沟通有效	观察	未做到不得分	
相关理论5分		2	目的明确	口述	口述不清晰扣2分	
		3	熟记注意事项	口述	未熟记酌情扣分	
总得分		100				

监考教师：　　　　　　　　考核时间：

（陈君君）

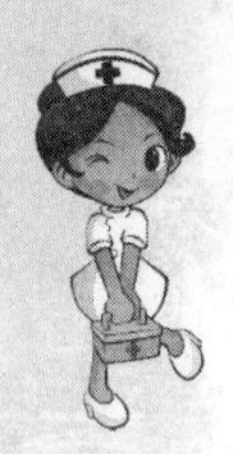

实训项目四 头面部评估

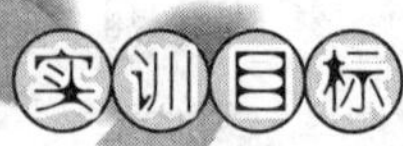

1. 掌握头面部评估的基本内容及方法。
2. 熟练地对被检查者进行头面部的视诊、触诊。

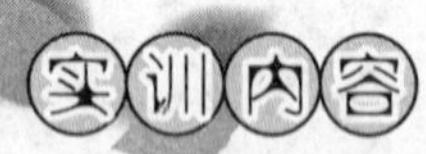

（一）操作目的

1. 熟悉头面部评估的顺序、方法及内容。
2. 能正确判断评估结果。

（二）操作准备

1. 护士准备

(1) 评估病人病情。

(2) 衣帽整齐，洗手，手部温暖。

2. 病人准备　取舒适的坐位或卧位，先做好解释工作，取得病人合作。

3. 用物准备　软尺、手电筒、棉签、压舌板。

4. 环境准备　病室温暖，安静，光线适中。

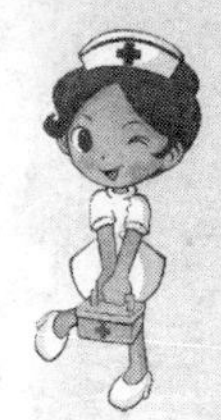

（三）操作程序

操作流程	图　解
1. 头颅评估 (1) 头发和头皮评估：头发的颜色、疏密度、有无脱发，有无头皮屑、头癣、血肿、瘢痕等。 (2) 头颅评估：大小、形态、有无压痛、肿块。 头围测量：以软尺自眉间绕到颅后通过枕骨粗隆，再到眉间(图 4－1)。	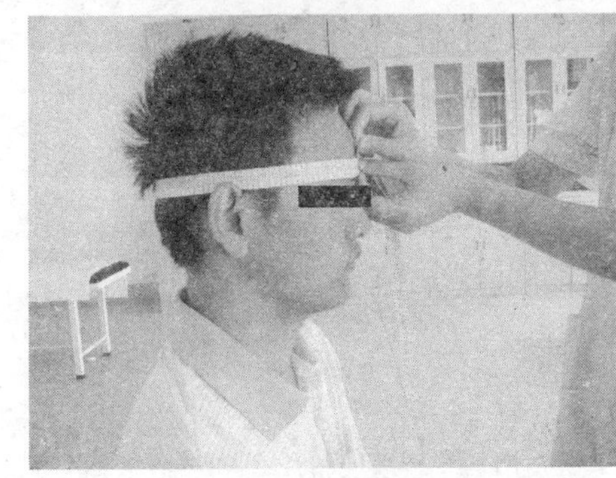 图 4－1　头围测量
2. 眼评估 (1) 视力和色觉：检查有无近视、远视、散光，有无色盲、色弱。 (2) 眼睑：判断有无水肿、下垂、闭合障碍、内翻、外翻、肿块、压痛、倒睫等(图 4－2)。 (3) 结膜：检查有无充血、苍白、发黄、水肿、颗粒与滤泡。 ①上眼睑结膜检查：嘱被检查者向下看，护士用示指和拇指捏起上睑中部的边缘，轻轻向前下方牵拉，然后示指轻向下压，配合拇指将睑缘向上捻转(图 4－3)。 ②下眼睑结膜检查：嘱被检查者往上看，用示指将下眼睑向下分开。	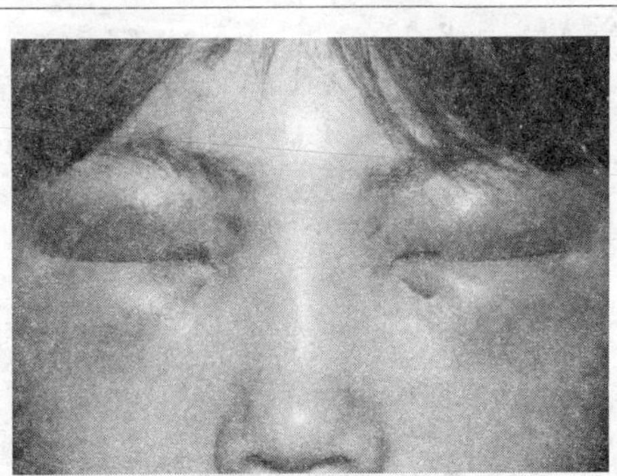 图 4－2　眼睑水肿 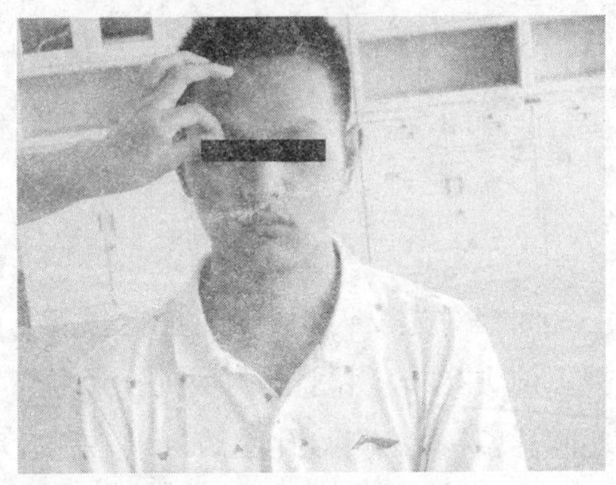 图 4－3　上眼睑结膜检查

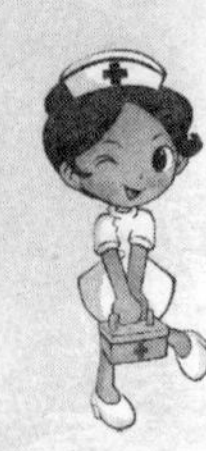

操作流程	图　解
(4) 眼球:检查有无突出或凹陷、斜视和震颤,运动是否自如。 眼球运动检查:将示指置于被检查者眼前30～40 cm处,嘱被检查者头部固定,眼前随示指方向按左、左上、左下及右、右上、右下6个方向移动(图4-4)。 (5) 巩膜:判断是否有黄染。	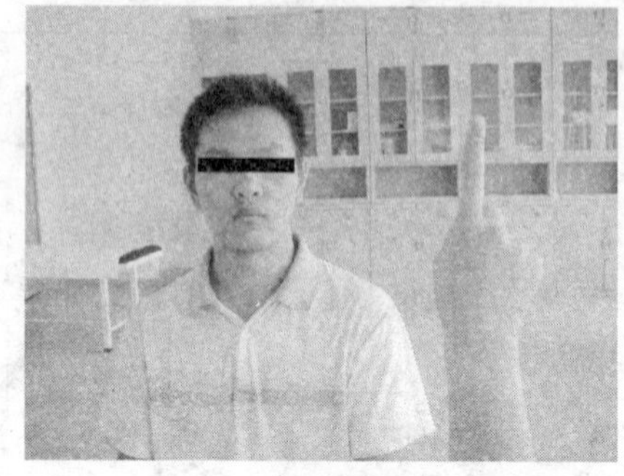 图4-4　眼球运动检查
(6) 角膜:观察透明度、有无云翳、白斑、软化、溃疡和新生血管等(图4-5)。 (7) 瞳孔:注意大小、形状、双侧是否等大等圆。	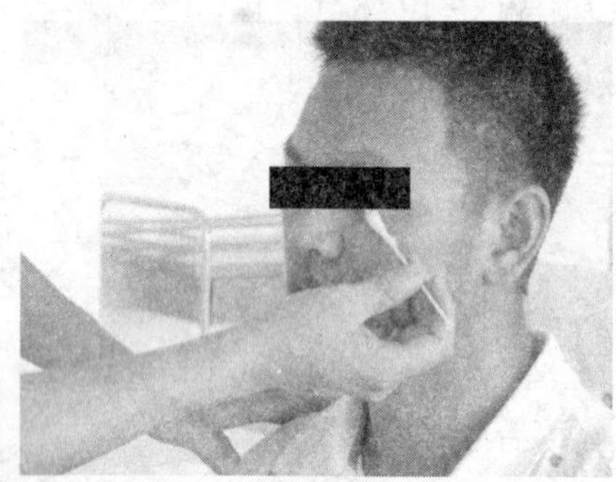 图4-5　角膜反射检查
①直接对光反射检查:嘱被检查者注视正前方,护士用手电筒直接照射一侧瞳孔,观察被照的瞳孔是否立即收缩,移开光源后是否很快复原(图4-6)。	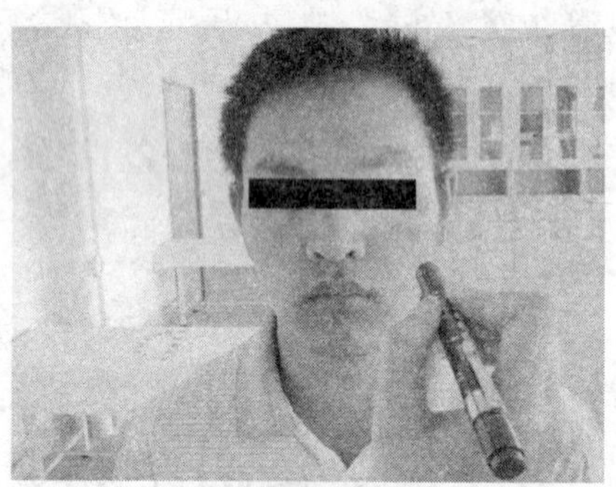 图4-6　瞳孔直接对光反射检查
②间接对光反射检查:嘱被检查者注视正前方,护士用手隔开两眼,光照一侧瞳孔,观察对侧瞳孔是否同时收缩(图4-7)。	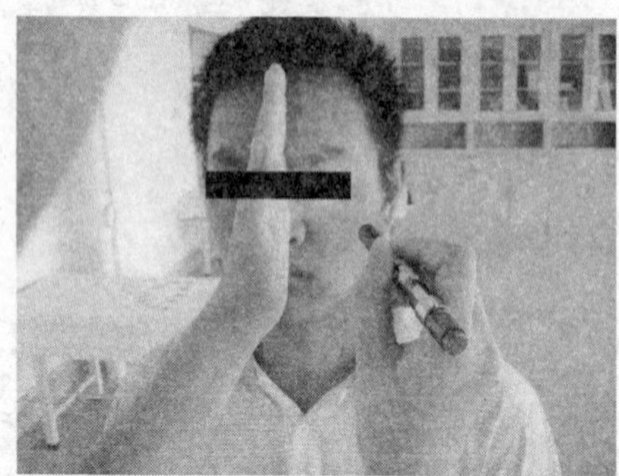 图4-7　瞳孔间接对光反射检查

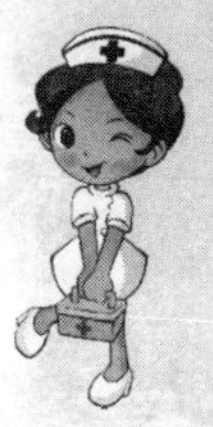

操作流程	图　解
③调节反射检查：嘱被检查者注视1 m以外的目标，然后将目标逐渐移至距眼球5～10 cm处，观察被检查者双眼瞳孔是否缩小，同时观察被检查者双眼眼球是否向内聚合，检查辐辏反射是否正常(图4-8)。	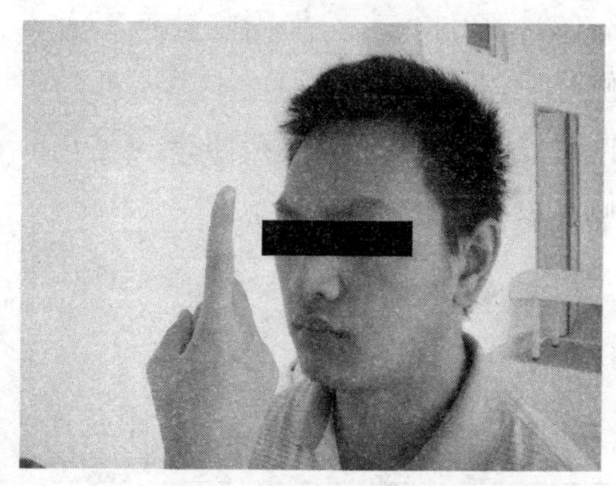 图4-8　瞳孔调节反射检查
3. 耳评估　观察耳郭外形，外耳道是否有分泌物、出血、流脓，鼓膜有无穿孔，判断乳突有无压痛，听力是否正常。	
4. 鼻评估　观察有无鼻部外形改变，有无鼻翼翕动、鼻腔分泌物、出血、中隔偏曲、穿孔等。 (1) 上颌窦检查：护士双手四指固定于被检查者脑后，将拇指分别置于左右颧部向后按压(图4-9)。 (2) 额窦检查：护士双手固定头部，双手拇指置于眼眶上缘内侧向后、向上按压(图4-10)。	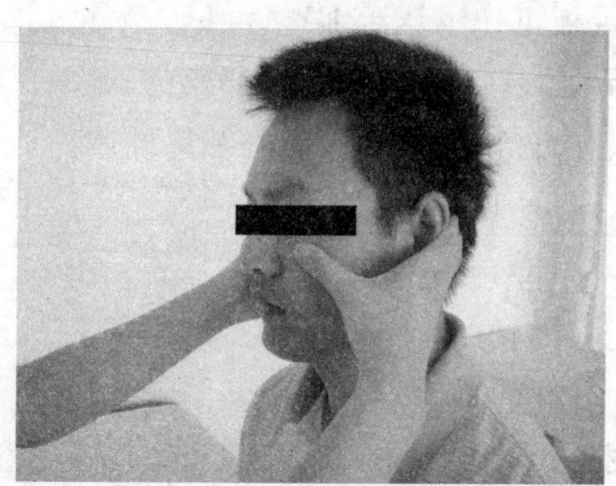 图4-9　上颌窦检查 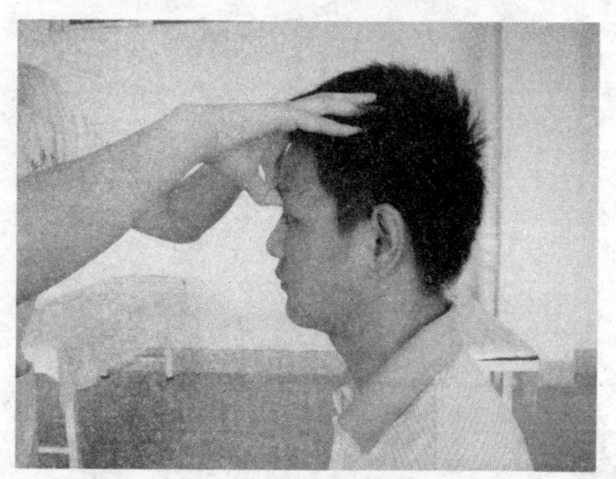 图4-10　额窦检查

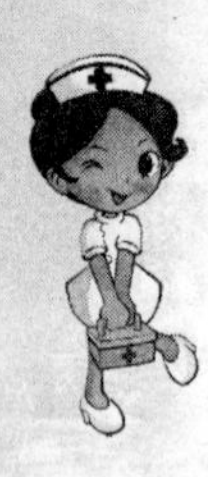

操作流程	图　解
(3) 筛窦检查：护士固定被检查者两侧耳后，双侧拇指分别置于鼻根部与眼内眦之间向后按压，其余四指固定在两侧耳后(图 4－11)。	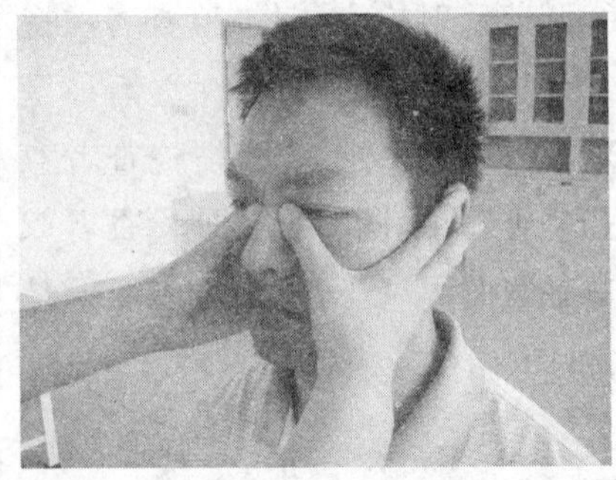 图 4－11　筛窦检查
5. 口腔评估　检查口唇、口腔黏膜、牙齿、牙龈、舌、咽及扁桃体、腮腺和口腔气味是否正常。 咽和扁桃体检查：嘱被检查者坐于椅上，面对光源，张口发“啊”音，护士用压舌板迅速下压舌前 2/3 和舌后 1/3 交界处，软腭上抬，检查咽部颜色、对称性、有无充血、肿胀、分泌物及扁桃体大小(图 4－12)。	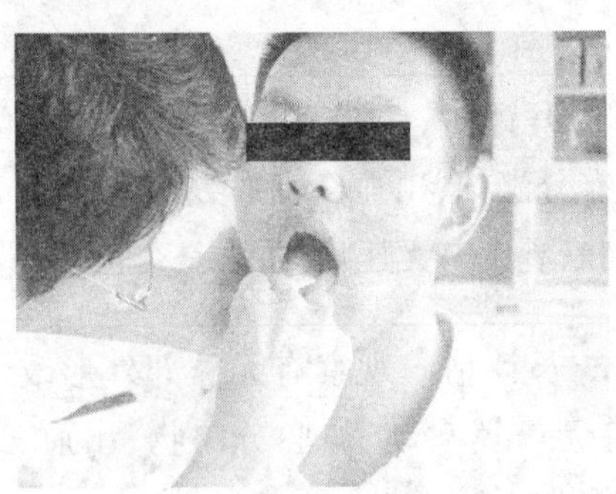 图 4－12　咽和扁桃体检查
6. 整理、记录 (1) 协助被检查者卧床休息。 (2) 整理物品，护士洗手、记录、签名(图 4－13)。	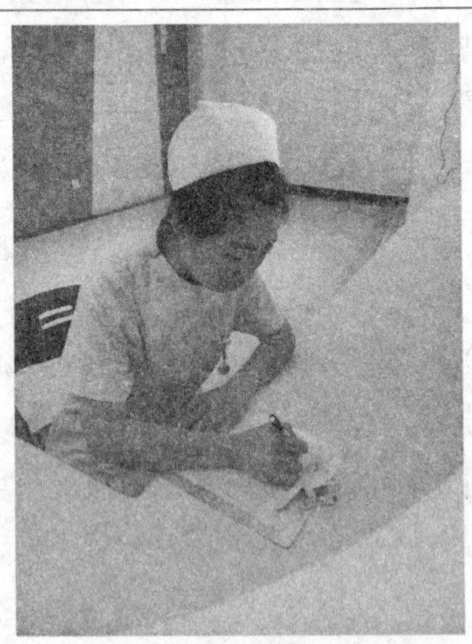 图 4－13　护士洗手、记录

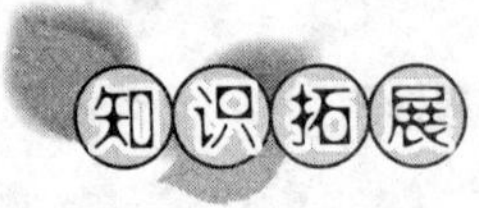

蒙生征

嘱圆锥角膜病人眼向下看时，下眼睑缘的弯度同前凸角膜的异常支撑而畸形。

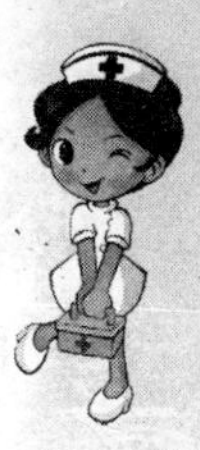

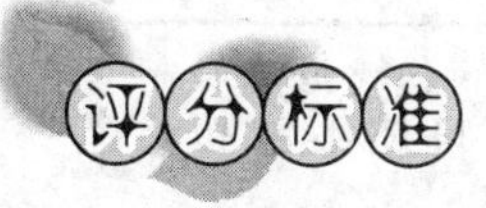

头面部评估考核评分标准

班级：________　　姓名：________　　学号：________　　得分：________

项目		分值	考核内容	考核方式	评分标准	得分
礼仪要求10分	仪表	3	仪表端庄，着装规范	观察	未做到不得分	
	行为	4	大方得体	观察	未做到不得分	
	言谈	3	语言亲切，态度和蔼	观察	未做到不得分	
操作前准备15分	病人	5	评估病人病情	口述	未评估扣5分	
	环境	2	温暖安静，光线自然	口述	口述不清扣2分	
	护士	4	修剪指甲，洗手	观察	缺一项扣2分	
	用物	4	备齐用物，摆放整齐	观察	不符合扣4分	
操作过程55分	头发和头皮	2	头发的颜色、疏密度、有无脱发，有无头皮屑、头癣、血肿、瘢痕等	口述	一项口述不清扣1分	
	头颅	4	大小、形态、有无压痛、肿块 头围测量：以软尺自眉间绕到颅后通过枕骨粗隆，再到眉间	口述操作	操作不规范扣2分，口述不清扣2分	
	视力和色觉	2	检查有无近视、远视、散光，有无色盲、色弱等	口述	一项口述不清扣1分	
	眼睑	2	判断有无水肿、下垂、闭合障碍、内翻、外翻、肿块、压痛、倒睫等	口述	一项口述不清扣1分	
	结膜	4	检查有无充血、苍白、水肿、颗粒与滤泡。上眼睑结膜检查：嘱被检查者向下看，护士用示指和拇指捏起上睑中部的边缘，轻轻向前下方牵拉，然后示指轻向下压，配合拇指将睑缘向上捻转。下眼睑结膜检查：嘱被检查者往上看，用示指将下眼睑向下分开	口述操作	操作不规范扣2分，口述不清扣2分	
	眼球	4	检查有无突出或凹陷、斜视和震颤，运动是否自如。眼球运动检查：将示指置于被检查者眼前30～40 cm处，嘱被检查者头部固定，眼前随示指方向按左、左上、左下及右、右上、右下6个方向移动	口述操作	操作不规范扣2分，口述不清扣2分	
	巩膜与角膜	4	巩膜是否有黄染，角膜有无云翳、白斑、溃疡和新生血管等	口述	一项口述不清扣1分	
	瞳孔	4	大小、形状、双侧是否等大等圆	口述	一项口述不清扣2分	
	直接对光反射检查	4	嘱被检查者注视正前方，护士用手电筒直接照射一侧瞳孔，观察被照的瞳孔是否立即收缩，移开光源后是否很快复原	口述操作	操作不规范扣2分，口述不清扣2分	

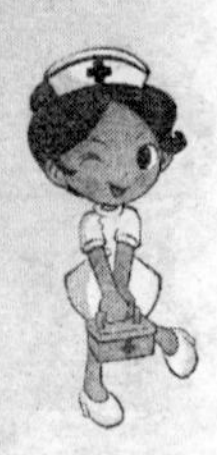

续表

操作过程55分	间接对光反射检查	2	嘱被检查者注视正前方，护士用手隔开两眼，光照一侧瞳孔，观察对侧瞳孔是否同时收缩	口述操作	操作不规范扣1分，口述不清扣1分	
	调节反射检查	2	嘱被检查者注视1 m以外的目标，然后将目标逐渐移至距眼球5～10 cm处，观察被检查者双眼瞳孔是否缩小，同时观察被检查者双眼眼球是否向内聚合，为辐辏反射检查	口述操作	操作不规范扣1分，口述不清扣1分	
	耳	4	耳郭外形，外耳道是否有分泌物、出血、流脓，鼓膜有无穿孔，乳突有无压痛，听力是否正常	口述	一项口述不清扣1分	
	鼻	4	鼻部外形，有无鼻翼翕动、鼻腔分泌物、出血、中隔偏曲、穿孔等	口述	一项口述不清扣1分	
	上颌窦检查	2	护士双手四指固定于被检查者脑后，将拇指分别置于左右颧部向后按压	口述操作	操作不规范扣2分，口述不清扣2分	
	额窦检查	2	护士双手固定头部，双手拇指置于眼眶上缘内侧向后、向上按压	口述操作	操作不规范扣2分，口述不清扣2分	
	筛窦检查	2	护士双手四指固定被检查者两侧耳后，双侧拇指分别置于鼻根部与眼内眦之间向后按压	口述操作	操作不规范扣2分，口述不清扣2分	
	口腔	2	口唇、口腔黏膜、牙齿、牙龈、舌、咽及扁桃体、腮腺和口腔气味	口述	一项口述不清扣1分	
	咽和扁桃体检查	5	嘱被检查者坐于椅上，面对光源，张口发“啊”音，护士用压舌板迅速下压舌前2/3和舌后1/3交界处，软腭上抬，观察咽及扁桃体	口述操作	操作不规范扣2分，口述不清扣2分	
操作后处理10分	病人	2	安置病人，卧床休息	口述	未做到不得分	
	用物	2	整理用物	观察	不符合要求扣2分	
	护士	6	洗手，记录，签名	观察	缺一项扣2分	
综合评价5分		3	动作熟练、规范	观察	一项未做到扣1分	
		2	关爱病人，沟通有效	观察	未做到不得分	
相关理论5分		2	目的明确	口述	目标不明确扣2分	
		3	熟记注意事项	口述	未熟记酌情扣分	
总分		100				

监考教师：　　　　　　考核时间：

（陈君君）

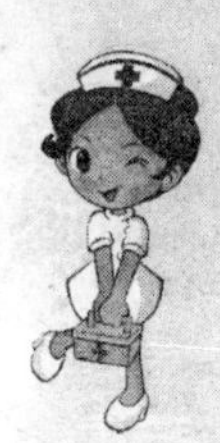

实训项目五　颈部评估

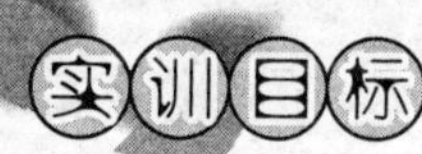

实训目标

1. 掌握颈部评估的基本内容及方法。
2. 熟练地对被检查者进行颈部的视诊、触诊。

实训内容

（一）操作目的

1. 熟悉颈部评估的顺序、方法及内容。
2. 能判断正常状态并分析异常体征的临床意义。

（二）操作准备

1. 护士准备

(1) 评估病人病情。

(2) 衣帽整齐，洗手，手部温暖。

2. 病人准备　取舒适的坐位或卧位，先做好解释工作，取得病人合作。

3. 用物准备　听诊器。

4. 环境准备　病室温暖，安静，光线适中。

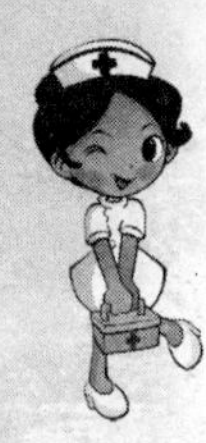

（三）操作程序

操作流程	图　解
1. 颈部外形、姿势与运动评估　颈部直立，观察两侧是否对称。做伸屈、转动，观察活动是否自如(图5－1)。	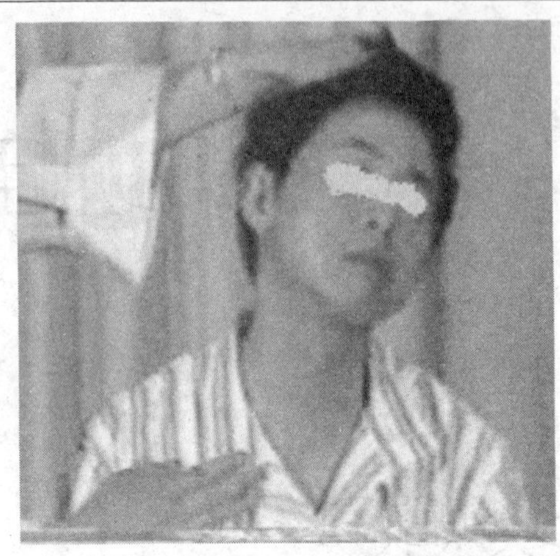 图5－1　颈部外形、姿势与运动评估
2. 血管评估 (1) 颈静脉：先去枕平卧观察(正常充盈)，再取坐位或半坐位观察(正常塌陷)。颈静脉搏动见于三尖瓣关闭不全(图5－2)。 (2) 颈动脉：在安静状态下观察颈动脉搏动是否明显(正常不明显)，明显搏动提示主动脉瓣关闭不全、高血压、甲状腺功能亢进、严重贫血(图5－3)。 (3) 颈部血管听诊：病人坐位，用钟型听诊器听诊，有无异常杂音。 注意：杂音的部位、强度、性质、音调、传导方向。	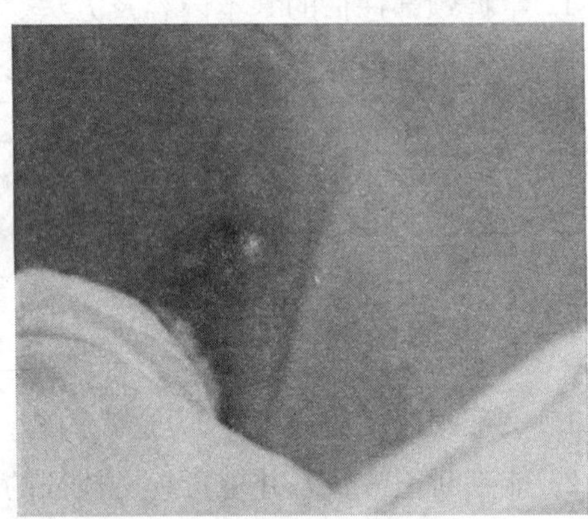 图5－2　颈静脉怒张 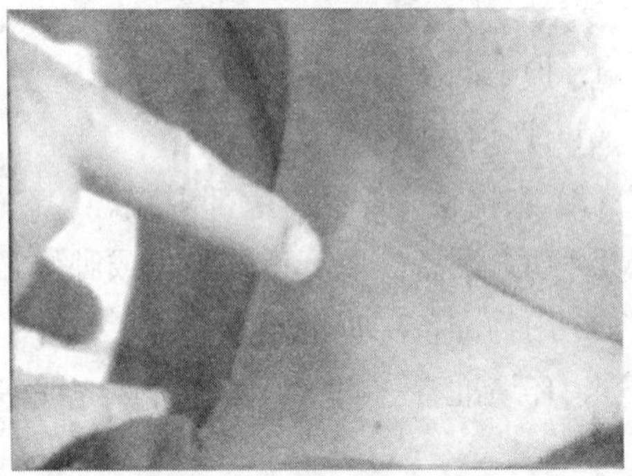 图5－3　颈动脉搏动

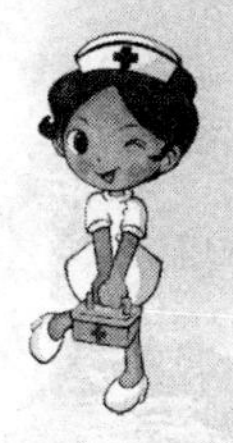

操作流程	图　解
3. 甲状腺评估 （1）视诊：正常甲状腺外观不突出，嘱被检查者做吞咽动作，可见甲状腺随吞咽动作向上移动。如不易辨认，嘱被检查者两手放于枕后，头后仰，再进行观察（图 5－4）。 （2）触诊 ①甲状腺峡部：站于受检者前面用拇指或站于受检者后面用示指从胸骨上切迹向上触摸，可感到血管前软组织，判断有无增厚。请受检者吞咽，可感到此软组织在手指下滑动，判断有无长大和肿块。 ②甲状腺侧叶前面触诊：一手拇指施压于一侧甲状软骨，将气管推向对侧，另一手示、中指在对侧胸锁乳突肌后缘向前推挤甲状腺侧叶，拇指在胸锁乳突肌前缘触诊，配合吞咽动作重复检查，可以触及被推挤的甲状腺，用同样方法检查另一侧甲状腺（图 5－5）。 ③甲状腺侧叶后面触诊：一手示、中指施压于一侧甲状软骨，将气管推向对侧，另一手拇指在对侧胸锁乳突肌后缘向前推挤甲状腺，示、中指在其前缘触诊甲状腺，配合吞咽动作，重复检查，用同样方法检查另一侧甲状腺（图 5－6）。 （3）听诊：将钟型听诊器直接放在肿大的甲状腺上，听诊有无血管杂音。	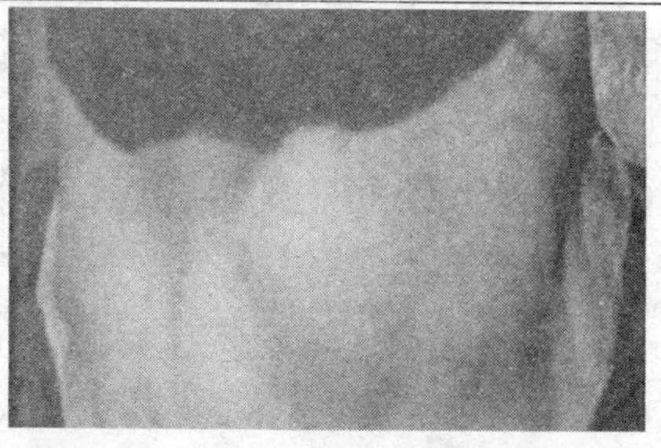 图 5－4　甲状腺Ⅱ度肿大（视诊） 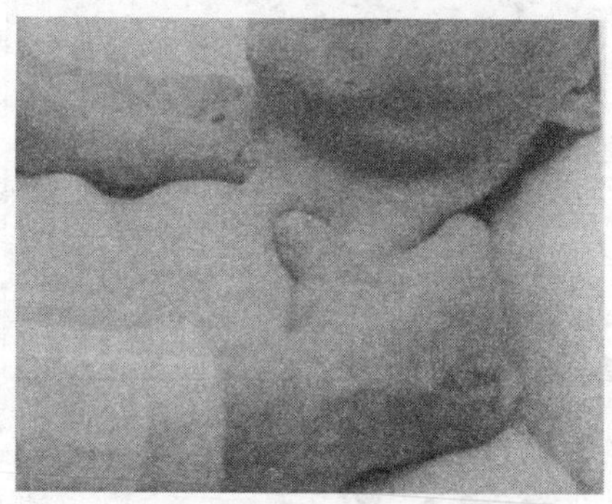 图 5－5　甲状腺触诊（前面） 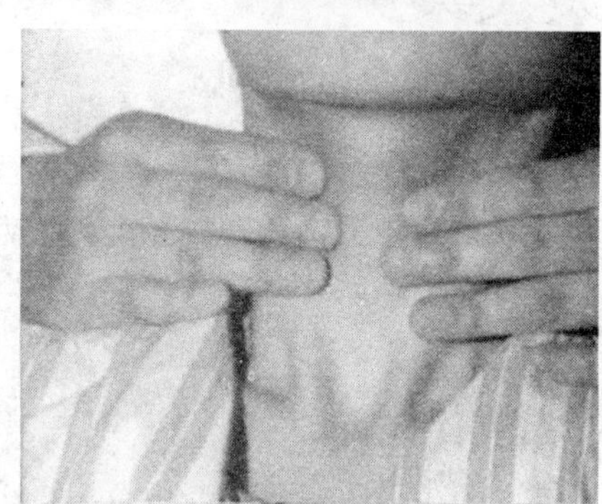 图 5－6　甲状腺触诊（后面）
4. 气管评估 被检查者取舒适的坐位或仰卧位，使颈部处于自然伸直状态，检查者将示指与环指分别置于两侧胸锁关节上，然后将中指置于气管上，观察中指是否在示指与环指之间，从而判断气管有无偏移（图 5－7）。	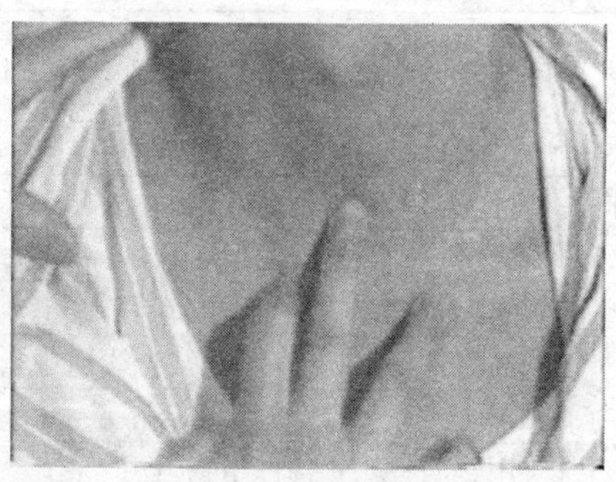 图 5－7　气管触诊

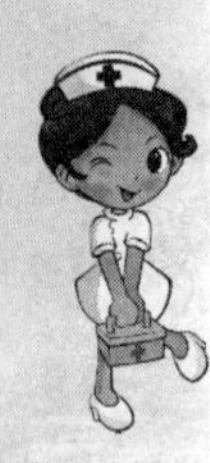

操作流程	图　解
5. 整理、记录 (1) 协助病人卧床休息。 (2) 整理物品,护士洗手、记录、签名(图 5-8)。	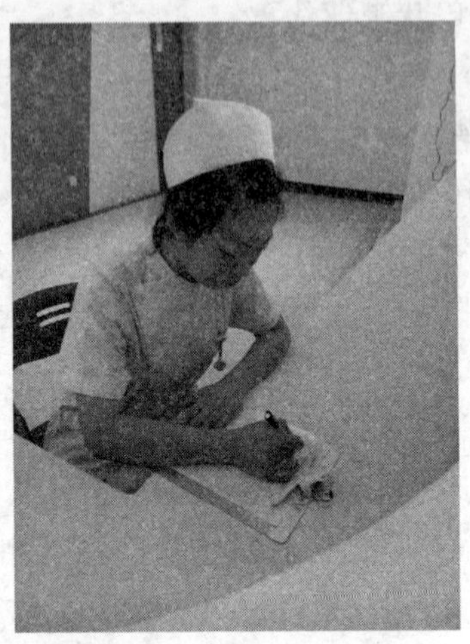 图 5-8　护士洗手、记录

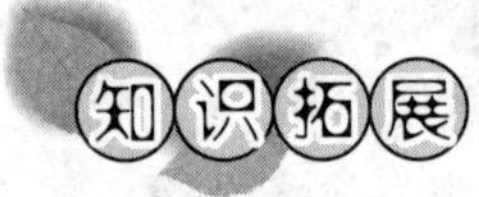

知识拓展

Oliver 征

正常主动脉弓跨越左主支气管上方,当发生主动脉弓动脉瘤时,由于收缩时瘤体膨大,将气管压向后下方,因而每随心脏搏动可以触到气管的向下拽动,称为气管牵拽,即 Oliver 征阳性。

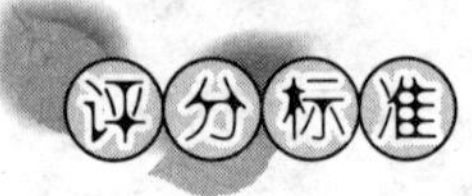

评分标准

颈部评估考核评分标准

班级:________　姓名:________　学号:________　得分:________

项目		分值	考核内容	考核方式	评分标准	得分
礼仪要求10分	仪表	3	仪表端庄,着装规范	观察	未做到不得分	
	行为	4	大方得体	观察	未做到不得分	
	言谈	3	语言亲切,态度和蔼	观察	未做到不得分	
操作前准备15分	病人	5	评估病人病情	口述	未评估扣 2 分	
	环境	2	温暖安静,光线适中	口述	口述不清扣 2 分	
	护士	4	修剪指甲,洗手	观察	缺一项扣 2 分	
	用物	4	备齐用物,摆放整齐	观察	不符合扣 2 分	

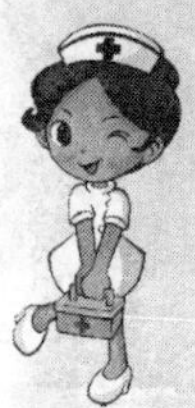

续表

操作过程55分	颈部外形	2	颈直立,两侧是否对称	口述	口述不清扣2分
	颈部姿势运动	3	嘱病人颈直立,做伸屈、转动,观察活动是否自如	口述操作	口述不清扣3分
	颈部皮肤	3	注意有无蜘蛛痣、感染、包块	口述操作	缺一项扣1分
	颈静脉	5	正常坐立位不显露,平卧稍充盈,仅限于锁骨上缘至下颌角距离的下2/3以内。检查:取30°～40°半卧位,充盈度超过2/3为怒张	口述操作	检查不正确扣2分,口述不清扣3分
	颈动脉	5	安静时可触及搏动,但不易看到。如出现搏动见于主动脉关闭不全,则为甲亢、高血压	口述操作	一项口述不清扣2分
	血管杂音	5	病人端坐位,听诊颈部。如出现血管杂音,应注意杂音出现的部位、强度、性质。动脉狭窄,动脉粥样硬化时常可听到杂音	口述操作	听诊不规范扣2分,口述不清扣3分
	气管	7	病人取舒适坐或卧位,颈部处自然直立状态,医师将食指与无名指分别置于两侧胸锁关节上,然后将中指置于气管之上,观察中指是否在二指之间。如距离不等则为气管偏移	口述操作	操作不规范扣4分,口述不清扣3分
	甲状腺视诊	5	病人端坐,观察甲状腺大小,是否对称,并嘱患者做吞咽动作,甲状腺随吞咽上下移动,判断其有无肿大。如不易辨认,嘱患者头后仰,双手放于枕后,则观察更为清楚	口述	未吞咽扣2分,口述不清扣3分
	峡部触诊	5	站于病人前面用拇指或站于受检者后面用示指从胸骨上切迹向上触摸,可感到血管前软组织,判断有无增厚,请受检者吞咽,可感到此软组织在手指下滑动,判断有无长大和肿块	口述操作	操作不规范扣3分,口述不清扣2分
	侧叶前面触诊	5	检查者一手拇指将气管推向对侧,另一手示、中指置于对侧胸锁乳突肌后缘向前推动,拇指触及该侧叶甲状腺,并让受检者作吞咽动作。用同样方法检查对侧甲状腺	口述操作	操作不规范扣3分,口述不清扣2分
	侧叶后面触诊	5	病人取坐位,检查者位于其后,一手示、中指将气管推向对侧,另一手拇指向前下方推动胸锁乳突肌,食、中指触及甲状腺侧叶,同时令受检查者做吞咽动作。用同样方法检查对侧甲状腺	口述操作	操作不规范扣3分,口述不清扣2分
	甲状腺听诊	5	将听诊器分别置于甲状腺左右侧叶,听诊有无血管杂音	口述操作	听诊不正确扣3分,口述不清扣2分

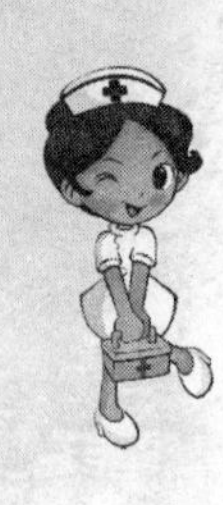

续表

操作后处理10分	病人	2	安置病人，卧床休息	口述	未做到不得分	
	用物	2	整理用物	观察	不符合要求扣1分	
	护士	6	洗手，记录，签名	观察	缺一项扣2分	
综合评价5分		3	动作熟练、规范	观察	一项未做到扣1分	
		2	关爱病人，沟通有效	观察	未做到不得分	
相关理论5分		2	目的明确	口述	回答不正确扣2分	
		3	熟记注意事项	口述	未熟记酌情扣分	
总分		100				

监考教师：　　　　　　　　考核时间：

（黄小红）

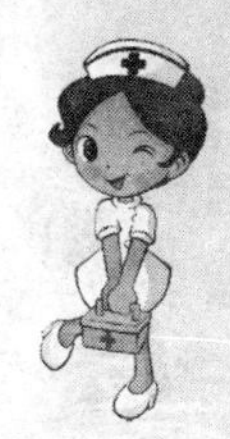

实训项目六　胸壁、胸廓及乳房评估

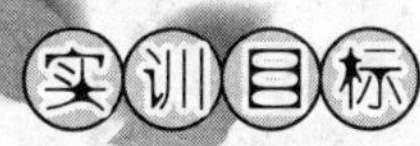

实训目标

1. 掌握胸壁、胸廓、乳房的评估内容和方法。
2. 熟练地对被检查者进行胸壁、胸廓、乳房的视诊、触诊。

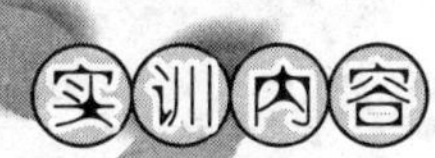

实训内容

（一）操作目的

1. 掌握胸壁、胸廓、乳房评估的方法、内容。
2. 熟悉正常的形态及异常体征的临床意义。

（二）操作准备

1. 护士准备
(1) 评估病人病情。
(2) 衣帽整齐，洗手，手部温暖。
2. 病人准备　取平卧位或坐位，在安静环境下休息 5～10 分钟。
3. 用物准备　可用模型。
4. 环境准备　温暖、安静且光线充足。

（三）操作程序

胸部检查时，患者取坐位，面对亮光，尽可能暴露全部胸部，平静呼吸。先做视诊，再做触诊。

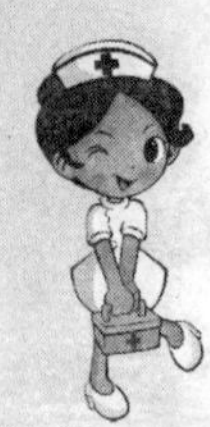

操作流程	图　解
1. 视诊 (1) 胸壁：观察营养状态、皮肤颜色，静脉有无显露，胸壁是否肿胀，肋间隙有无狭窄或饱满。 (2) 胸廓：正常胸廓两侧大致对称，呈椭圆形。观察有无扁平胸、桶状胸、佝偻病胸，胸廓一侧有无变形或隆起(图 6-1)。 (3) 乳房：注意乳房大小、两侧是否对称，局部皮肤有无发红、回缩、溃疡、疤痕和色素沉着。乳头的位置、大小、两侧是否对称、有无回缩、分泌物。乳晕的大小、形状、颜色。最后观察腋窝、锁骨上窝有无红肿、包块、溃疡、瘘管、疤痕(图 6-2)。	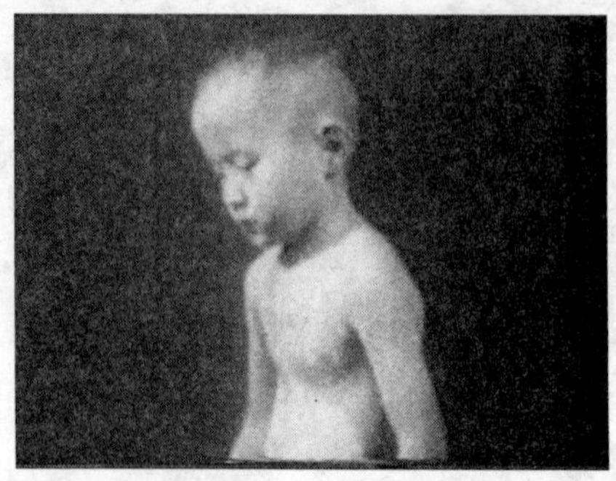 图 6-1　佝偻病胸 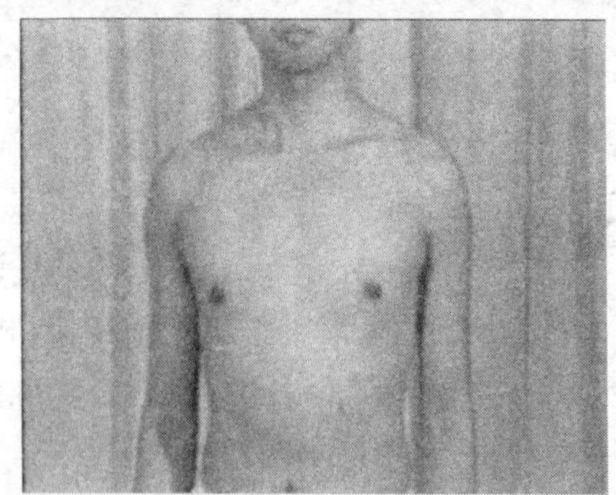 图 6-2　乳房视诊
2. 触诊 (1) 胸壁静脉曲张及血流方向：选取一段显露清楚、无分叉、较直的静脉，将右手示指与中指并拢放于静脉上，向两端推挤血液，使血管空虚。然后交替抬起一指，观察血流方向(图 6-3)。 (2) 皮下气肿：气体积存于皮下。用手按压时气体在皮下组织内移动，可出现捻发感或握雪感。 (3) 胸壁压痛：用手指轻压胸壁及胸骨了解有无压痛。正常人无压痛(图 6-4)。	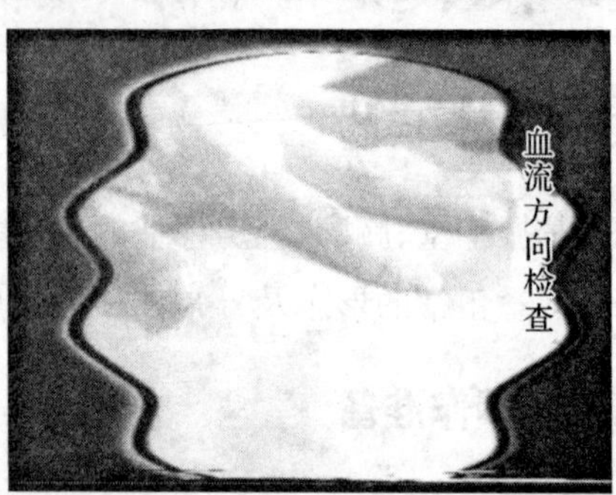 图 6-3　检查血流方向 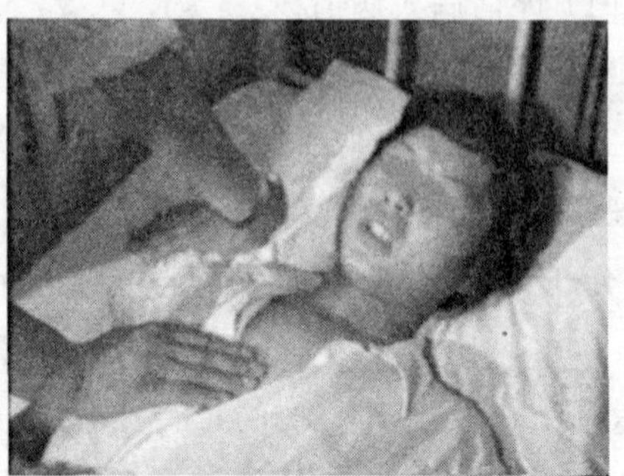 图 6-4　胸骨压痛

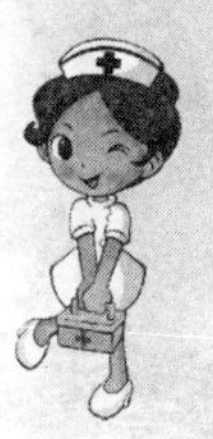

操作流程	图 解
(4) 乳房:被检查者通常坐位,先双臂下垂,必要时两手高举或双手叉腰,再行检查。仰卧位检查时,可垫小枕头抬高肩部,有助于乳房对称地分布在胸前。先查健侧,后查患侧。检查者将示指、中指、环指并拢,用指腹轻施压力,旋转或来回滑动进行触诊。由外上象限开始,左侧顺时针,右侧逆时针,直至四个象限检查完毕。触诊时注意乳房的弹性、硬度、有无压痛和包块(图 6-5)。 然后挤压乳头,注意有无分泌物。还应注意触诊腋窝、锁骨上窝以及颈部淋巴结是否肿大(图 6-6)。	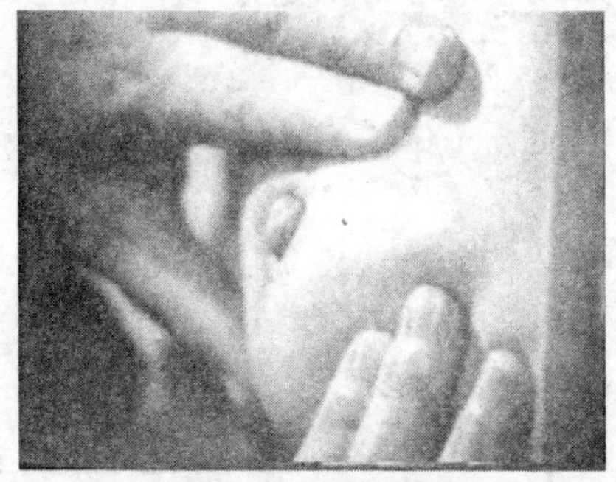 图 6-5 乳房触诊 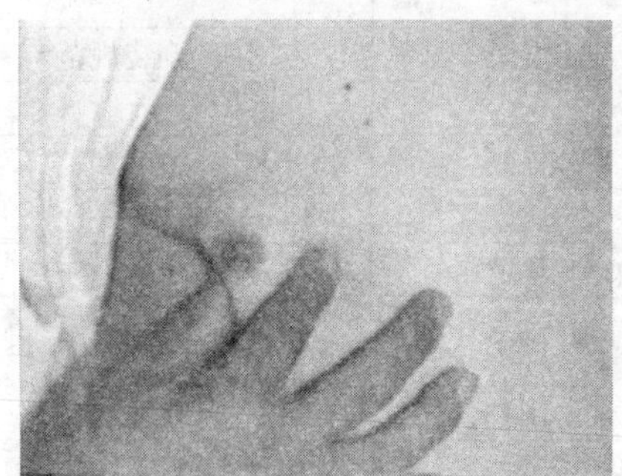 图 6-6 挤压乳头
3. 整理、记录 (1) 整理用物,协助病人卧床休息。 (2) 护士洗手,记录,签名(图 6-7)。	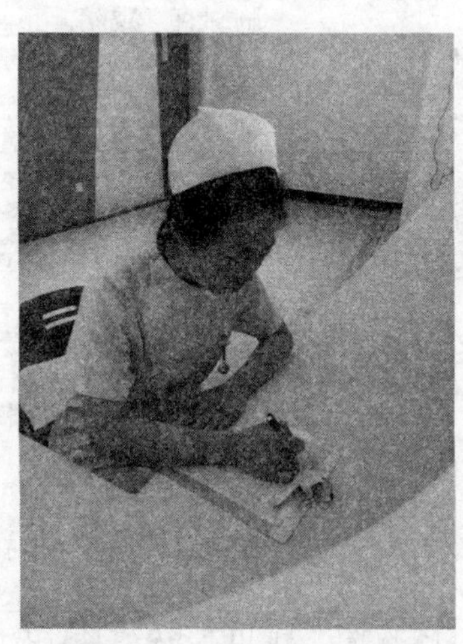 图 6-7 护士洗手、记录

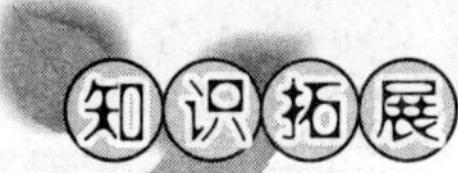

胸廓出口综合征

胸廓出口综合征指臂丛神经和锁骨下动、静脉在胸廓出口部和胸小肌喙突附着部受

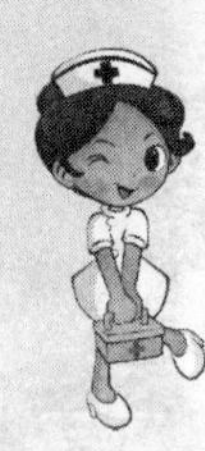

压所引起的综合征。临床主要表现为臂丛神经及锁骨下动脉受压一系列症状，如手臂冰凉，容易疲劳，肩、手臂或手有钝性疼痛，做上肢超过头部的活动困难等。

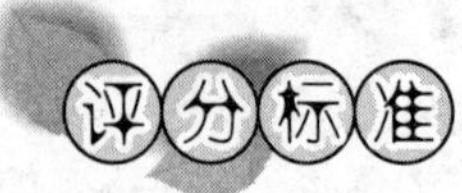

胸壁、胸廓、乳房评估的考核评分标准

班级：________ 姓名：________ 学号：________ 得分：________

项目			分值	考核内容	考核方式	评分标准	得分
礼仪要求10分	仪表		3	仪表端庄，着装规范	观察	未做到不得分	
	行为		4	大方得体	观察	未做到不得分	
	言谈		3	语言亲切，态度和蔼	观察	未做到不得分	
操作前准备15分	病人		5	评估病人病情	口述	未评估扣2分	
	环境		2	温暖安静，光线适中	口述	口述不清扣2分	
	护士		4	修剪指甲，洗手	口述操作	缺一项扣2分	
	用物		4	备齐用物，摆放整齐	观察	不符合扣2分	
操作过程55分	视诊	胸壁	5	观察营养状态、皮肤颜色，静脉有无显露，胸壁是否肿胀，肋间隙有无狭窄或饱满	口述操作	缺一项扣1分	
		胸廓	5	胸廓直立观察。正常胸廓其前后径：横径为1：1.5。胸廓畸形常见形式有：桶状胸、扁平胸、佝偻病胸、胸廓凹陷、胸廓局部隆起、脊柱畸形所致胸廓变形等	口述操作	不直立扣2分，漏项酌情扣分	
		乳房	10	注意乳房大小、是否对称，皮肤有无发红、回缩、破溃。乳头位置、大小、是否对称、有无回缩、分泌物	口述操作	漏一项扣1分	
	触诊	胸壁静脉曲张及血流方向	5	选取一段清楚、无分叉、较直的静脉，将示指与中指并拢放于静脉上，向两端推挤血液，使血管空虚。然后交替抬起一指，观察血流方向	口述操作	操作不规范扣3分，口述不清扣2分	
		皮下气肿	5	用手按压，使气体在皮下组织内移动，可出现捻发感	口述操作	操作不规范扣3分，口述不清扣2分	
		胸壁压痛	5	用手指轻压胸壁及胸骨了解有无压痛。正常人无压痛	口述操作	操作不规范扣3分，口述不清扣2分	
		乳房触诊	20	被检查者坐位，检查者手指的掌面平贴在乳房上(不要捏挤乳房)。先查健侧，后查患侧。检查左乳房时，从外上开始，沿顺时针方向由浅入深触摸，最后触摸乳头。用同样方法逆时针方向检查右乳房。检查时应注意乳房的弹性、硬度、有无压痛和包块。最后触诊腋窝、锁骨上窝淋巴结	口述操作	手法不正确扣5分，没触乳头扣5分，未触淋巴结扣5分，口述不清扣5分	

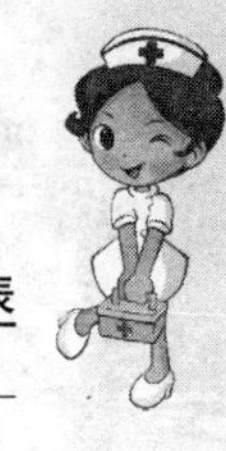

续表

操作后处理10分	病人	2	安置病人，卧床休息	口述	未做到不得分	
	用物	2	整理用物	观察	不符合要求扣1分	
	护士	6	洗手，记录，签名	观察	缺一项扣2分	
综合评价5分		3	动作熟练、规范	观察	一项未做到扣1分	
		2	关爱病人，沟通有效	观察	未做到不得分	
相关理论5分		2	目的明确	口述	回答不正确扣2分	
		3	熟记注意事项	口述	未熟记酌情扣分	
总分		100				

监考教师：　　　　　　　　　　考核时间：

（黄小红）

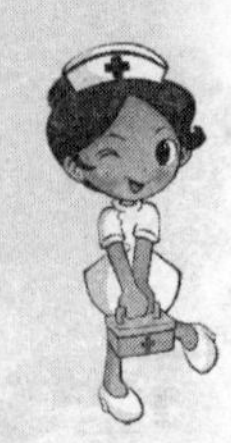

实训项目七　肺及胸膜评估

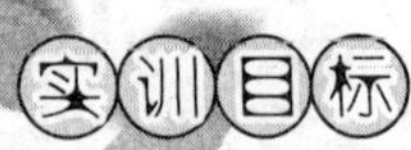

实训目标

1. 掌握肺部视诊、触诊、叩诊、听诊的评估内容及方法。
2. 熟练地对被检查者进行肺及胸膜检查。
3. 仪表端庄，态度和蔼，关心体贴病人。

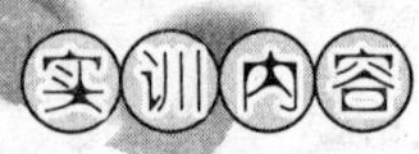

实训内容

（一）操作目的

1. 掌握肺及胸膜评估的方法、内容。
2. 熟悉正常的形态及异常体征的临床意义。

（二）操作准备

1. 护士准备

(1) 评估病人病情。

(2) 衣帽整齐，洗手，手部温暖，动作轻柔。

2. 病人准备

(1) 检查前禁止吸烟和饮用咖啡，并在安静环境下休息 5～10 分钟。

(2) 取平卧位或坐位，充分暴露胸部。

3. 用物准备　听诊器、模拟人。

4. 环境准备　温暖、安静且光线充足。

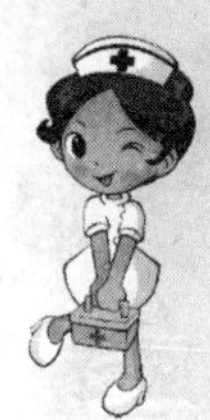

（三）操作程序

操作流程	图　解
1. 视诊 观察呼吸类型，频率、节律是否整齐，双侧呼吸运动是否对称(图 7-1)。	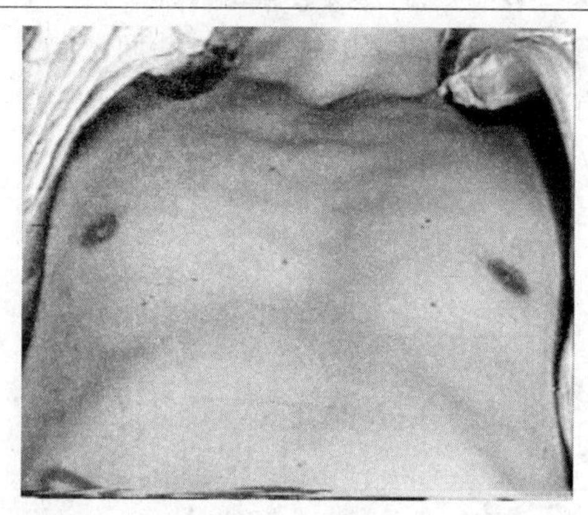 图 7-1　呼吸运动
2. 触诊 (1) 胸廓扩张度 ①前胸检查：检查者双手置于被检查者胸廓下面的前侧部，左右手拇指分别沿两侧肋缘指向剑突，拇指尖在前正中线两侧对称部位，两手掌和伸展的手指置于前侧胸壁。嘱被检查者做深呼吸运动，比较两手的活动度是否一致(图 7-2)。 ②后胸检查：检查者双手平置于被检查者背部，约于第 10 肋骨水平，拇指与中线平行，并将两侧皮肤向中线轻推，嘱被检查者做深呼吸运动，比较两手的活动度是否一致(正常一致)。 (2) 触角语颤：检查者将双手掌或手掌尺侧缘轻放在两侧胸壁对称部位，嘱被检查者用同样强度重复发"yi"音，自上而下，从前胸到侧胸及背部，双手交换位置，反复检查，比较两侧异同，有无增强或减弱(图 7-3)。	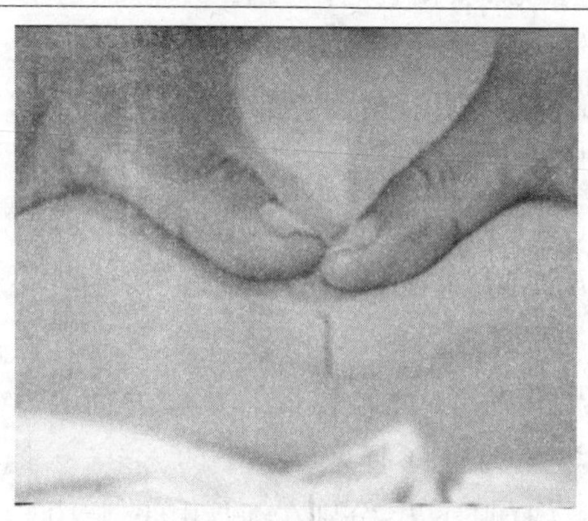 图 7-2　胸廓扩张度 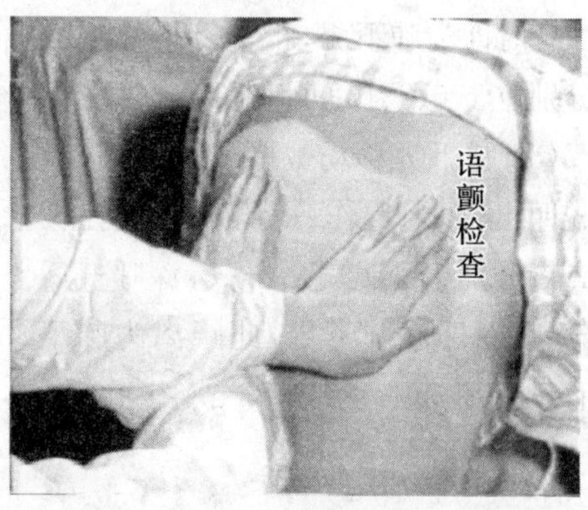 图 7-3　触角语颤

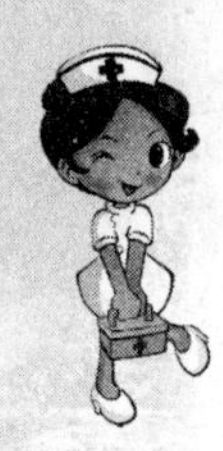

操作流程	图　解
(3) 胸膜摩擦感：嘱被检查者做深呼吸运动，检查者用手掌轻贴被检查者前胸下前侧部或腋中线第 5、6 肋间，感觉有无两层皮革互相摩擦感，正常人无(图 7－4)。	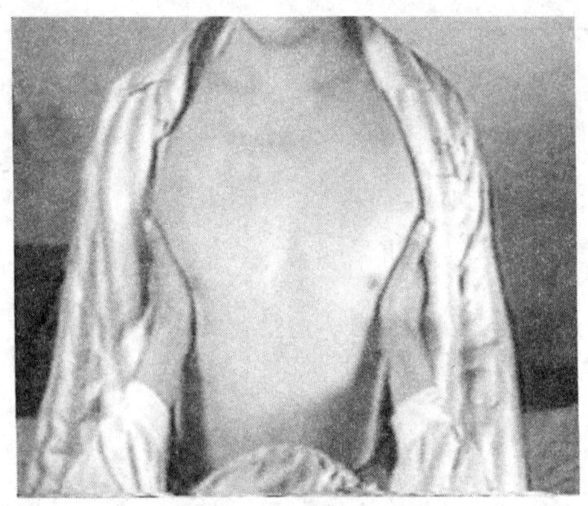 图 7－4　胸膜摩擦感
3. 叩诊 注意：被检查者取坐位或仰卧位，肌肉放松，两臂下垂，均匀呼吸。先查前胸，其次侧胸，最后背部，并做上下左右内外对比。 (1) 肺上界：站在被检查者背后，由斜方肌前缘中央开始叩诊为轻音，逐渐叩向外侧及内侧，当由轻音变为浊音时，用笔标记，此轻音带的宽度为肺上界，正常约 4～6 厘米(图 7－5)。 (2) 肺下界：分别在锁骨中线、腋中线、肩胛线上，自上而下叩诊，由轻音变为浊音时即为肺下界，正常人平静呼吸时分别位于 6、8、10 肋间(图 7－6)。 (3) 肺下界移动范围：在平静呼吸时先叩出肺下界，作一标记，然后让被检查者分别于深吸气后屏气，深呼气后屏气，重新叩触肺下界，此距离为肺下界移动范围，正常为 6～8 cm(图 7－7)。	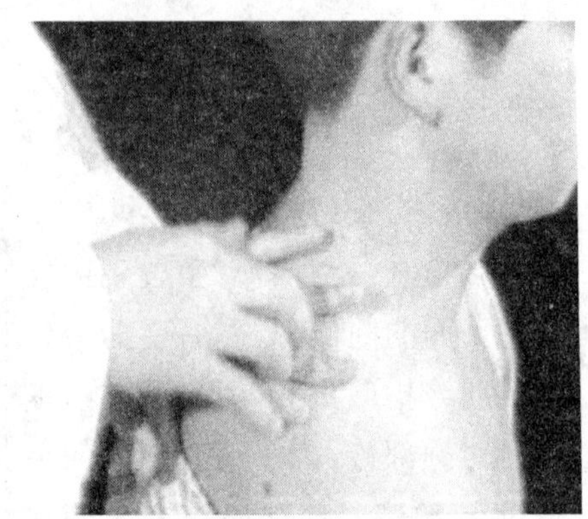 图 7－5　肺上界 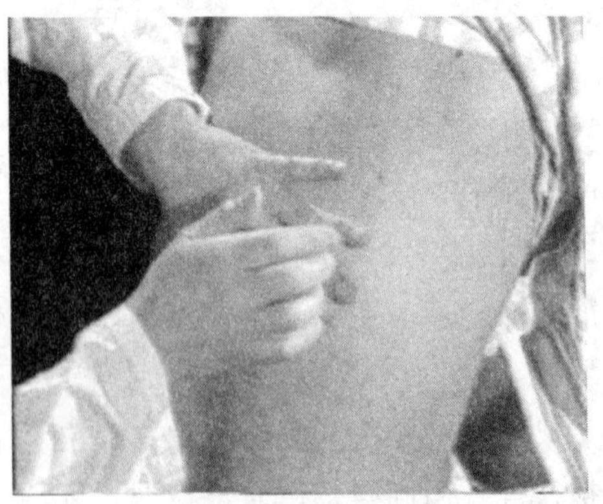 图 7－6　肺下界

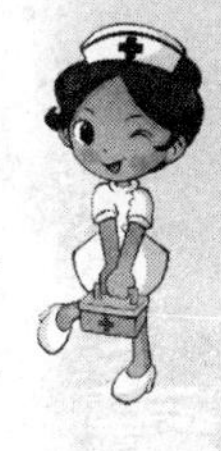

操作流程	图　解
	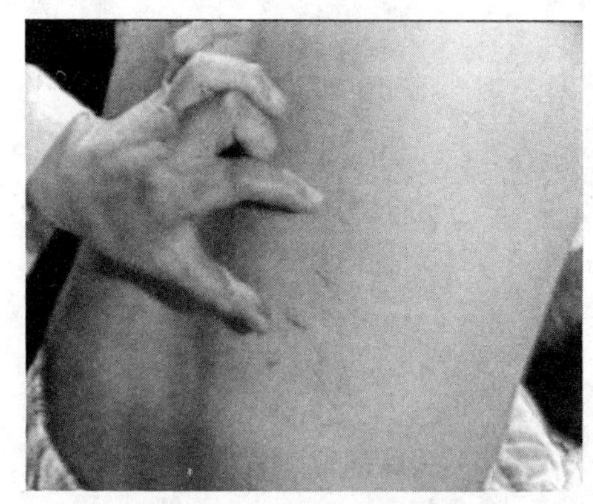 图 7－7　肺下界移动范围
4. 听诊 (1) 正常呼吸音：听诊器胸件置于喉部、胸骨上窝、背部第 6、7 颈椎及第 1、2 胸椎附近听支气管呼吸音（图 7－8）；胸件置于胸骨两侧第 1、2 肋间，肩胛间区第 3、4 胸椎听支气管肺泡呼吸音（图 7－9）；置于其他部位听肺泡呼吸音（图 7－10）。 (2) 注意有无异常呼吸音、啰音。 (3) 语音共振：将听诊器胸件放在胸壁上，被检查者用一般的声音重复发“yi”长音，听到的含糊声音即为语音共振。病理情况下可出现支气管语音、胸语音、羊鸣音、耳语音。 (4) 胸膜摩擦音：用听诊器在纤维素性胸膜炎患者前下侧胸壁进行听诊，可闻及两层砂纸摩擦时产生的粗糙音。吸气末或呼气初较为明显，屏气时消失。 注意：听诊器的胸件紧贴胸壁，不要来回摩擦。听诊的顺序由肺尖开始，自上而下，由前面到侧面，最后检查背部，双侧对比。	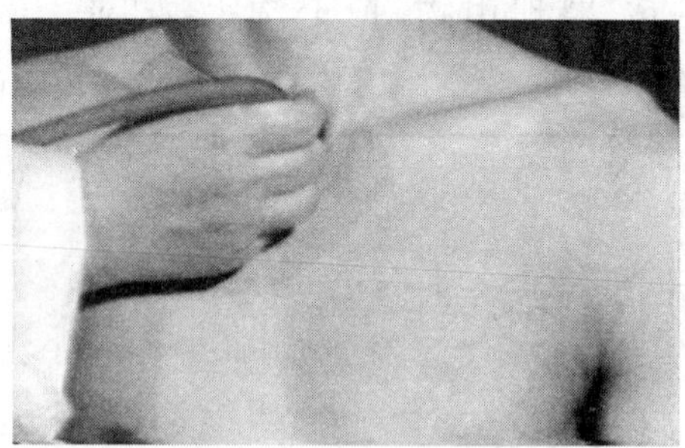 图 7－8　支气管呼吸音 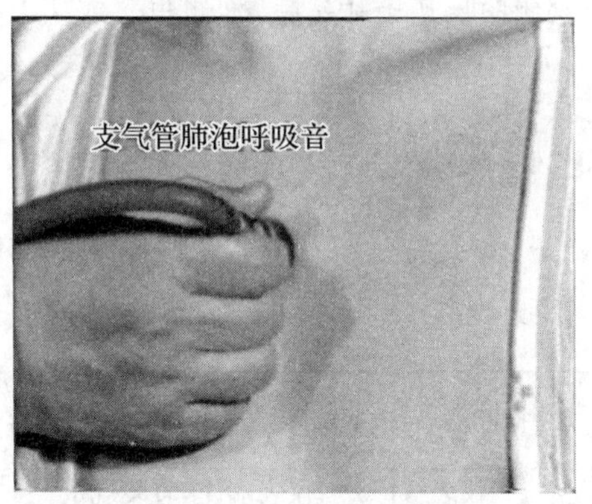 图 7－9　支气管肺泡呼吸音

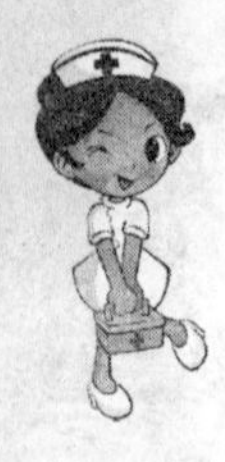

操作流程	图解
	图 7-10　肺泡呼吸音
5. 协助病人卧床休息。	
6. 整理用物，护士洗手，记录，签名。	

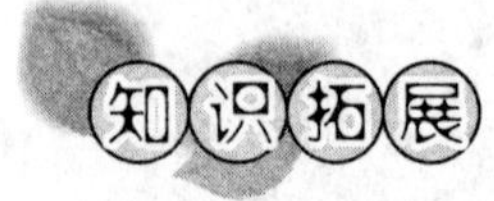

Hoover 征

正常人吸气时胸廓下部季肋向前外扩张。如果吸气时季肋部内收即 Hoover 征阳性。双侧阳性见于肺气肿，单侧阳性可见于一侧气胸或胸腔积液。

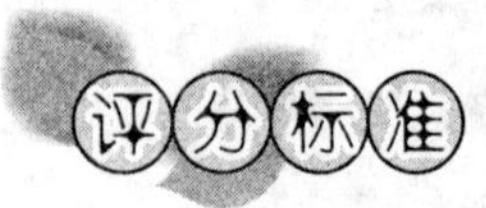

肺及胸膜评估的考核评分标准

班级：________　　姓名：________　　学号：________　　得分：________

项目		分值	考核内容	考核方式	评分标准	得分
礼仪要求10分	仪表	3	仪表端庄，着装规范	观察	未做到不得分	
	行为	4	大方得体	观察	未做到不得分	
	言谈	3	语言亲切，态度和蔼	观察	未做到不得分	
操作前准备15分	病人	5	评估病人病情	口述	未评估扣 2 分	
	环境	2	温暖安静，光线适中	口述	口述不清扣 2 分	
	护士	4	修剪指甲，洗手	口述操作	缺一项扣 2 分	
	用物	4	备齐用物，摆放整齐	观察	不符合扣 2 分	

续表

操作过程55分	触诊	胸廓扩张度	5	前胸检查：两手置于被检查者胸廓下面的前侧部，左右手拇指分别沿两侧肋缘指向剑突，拇指尖在前正中线两侧对称部位，两手掌和伸展的手指置于前侧胸壁。嘱被检查者做深呼吸运动，比较两手的动度是否一致。 后胸检查：将两手平置于被检查者背部，约与第十肋骨水平，拇指与中线平行，并将两侧皮肤向中线轻推，嘱被检查者做深呼吸运动，比较两手的动度是否一致	口述操作	方法不正确扣3分，未嘱深呼吸扣1分，口述不清扣1分	
		触觉语颤	5	将左右手掌的尺侧缘或掌面轻放于被检查者两侧胸壁的对称部位，告知被检查者用同等强度重复轻发“yi”长音。自上而下，从内到外，两手交叉检查。比较两侧对称部位语颤的异同，有无增强或减弱	口述操作	方法不正确扣3分，未告知扣1分，口述不清扣1分，	
		胸膜摩擦感	5	将手掌轻贴被检查者前胸下前侧部或腋中线第5、6肋间，当胸膜炎患者深吸气和呼气时均可触及	口述操作	操作不规范扣2分，没提及胸膜炎扣2分，口述不清扣1分	
	叩诊	方法	5	采用直接或间接叩诊法，口述：正常肺部叩诊音为清音	口述操作	操作动作、方法、顺序不正确扣3分，未口述扣2分	
		肺上界	5	找到斜方肌前缘中点，先外后内，当清音变浊音作标记，此标记间距离为肺上界	口述操作	操作不规范扣3分，口述不清扣2分	
		肺下界	5	被检查者平静呼吸，由锁骨中线、腋中线、肩胛线自上而下沿肋间隙叩诊，当清音变为浊音时，即为肺下界	口述操作	操作不规范扣3分，口述不清扣2分	
		肺下界移动范围	5	在被检查者平静呼吸时，先于肩胛线上叩出肺下界，然后嘱被检查者深吸气后屏气，沿该线继续向下叩诊，当由清音变为浊音时，作标记。当被检查者恢复平静呼吸后，再嘱其深呼气后屏气，由上向下叩诊，直至清音变为浊音，作标记。两标记之间距离即为肺下界移动范围	口述操作	手法不正确扣5分，口述不清扣5分	
	听诊	正常呼吸音	10	听诊顺序由肺尖开始，自上而下，分别检查前胸、侧胸、背部，应注意上下、左右、对称部位进行对比。口述并指出：支气管呼吸音、支气管肺泡呼吸音、肺泡呼吸音的听诊区域	口述操作	听诊方法、顺序不正确扣4分，任一听诊区域不正确扣2分	
		语音共振	5	嘱被检查者用一般的声音强度重复发“yi”长音，听诊器在胸壁上听到含糊声音	口述操作	操作不规范扣3分，口述不清扣2分	
		胸膜摩擦音	5	用听诊器在前下侧胸壁进行听诊。口述其特点：颇似用一手掩耳，以另一手指在其手背上摩擦时所听到的声音，吸气末或呼气初较为明显，屏气时消失，见于胸膜炎患者	口述操作	听诊部位不正确扣2分，未口述扣3分	

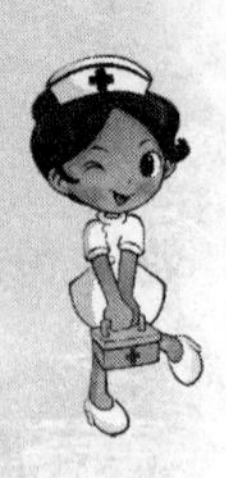

续表

操作后处理10分	病人	2	安置病人，卧床休息	口述	未做到不得分	
	用物	2	整理用物	观察	不符合要求扣1分	
	护士	6	洗手，记录，签名	观察	缺一项扣2分	
综合评价5分		3	动作熟练、规范	观察	一项未做到扣1分	
		2	关爱病人，沟通有效	观察	未做到不得分	
相关理论5分		2	目的明确	口述	目标不明确扣2分	
		3	熟记注意事项	口述	未熟记情扣分	
总分		100				

监考教师：　　　　　　　　考核时间：

（黄小红）

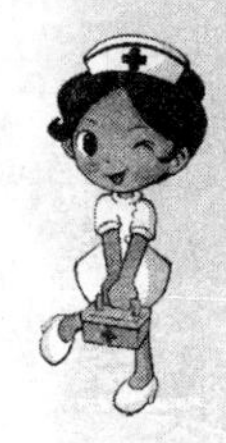

实训项目八　心脏及大血管评估

实训目标

1. 掌握心脏视诊、触诊、叩诊、听诊的评估内容及方法。
2. 熟练地对被检查者进行心脏及大血管评估。
3. 仪表端庄，态度和蔼，关心体贴病人。

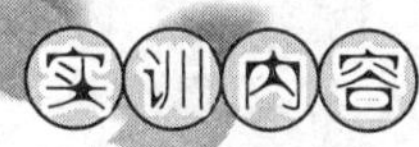

（一）操作目的

1. 掌握心脏及大血管的评估方法、内容。
2. 熟悉正常的形态及异常体征的临床意义。

（二）操作准备

1. 护士准备

（1）评估病人病情。

（2）衣帽整齐，洗手，手部温暖。

2. 病人准备

（1）检查前禁止吸烟和饮用咖啡，并在安静环境下休息 5～10 分钟。

（2）取平卧位或坐位，充分暴露胸部。

3. 用物准备　听诊器、模拟人。

4. 环境准备　温暖，安静且光线充足。

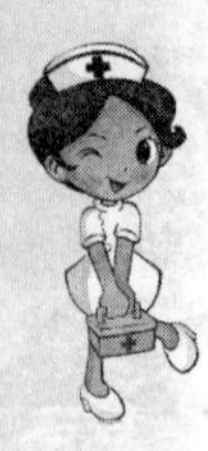

（三）操作程序

操作流程	图　解
1. 视诊 注意:被检查者仰卧,检查者位于右侧,观察心前区视线与被检查者的胸廓平齐,观察心尖搏动视线与心前区成切线方向。 (1) 心前区:正常人心前区与右侧相应部分对称,观察心前区有无隆起、凹陷及异常搏动。 (2) 心尖搏动:正常成人在左锁骨中线第5肋间内侧0.5～1.0 cm处,搏动范围直径为2～2.5 cm。注意其位置、强度、范围、节律、频率有无异常(图8-1)。	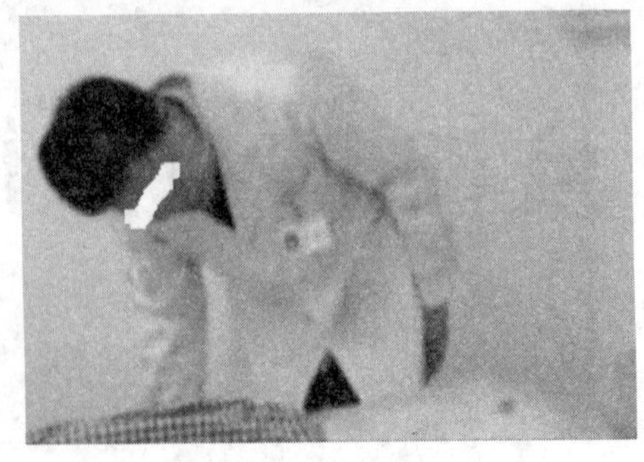 图8-1　心尖搏动视诊
2. 触诊 注意:用手掌、手掌尺侧缘或指腹触诊,压力适中。 (1) 心尖搏动与心前区搏动:先用手掌,再用单指指腹触诊,确定心尖搏动最强部位。注意心尖搏动范围,是否弥散,有无抬举性搏动(图8-2)。 (2) 震颤:心脏搏动时,用手触知的一种快而细微的震动感,是器质性心血管疾病的重要体征之一(图8-3)。 (3) 心包摩擦感:心包炎病人在心前区或胸骨左缘第3、4肋间触及粗糙摩擦感,前倾位、收缩期、呼吸末更明显(图8-4)。	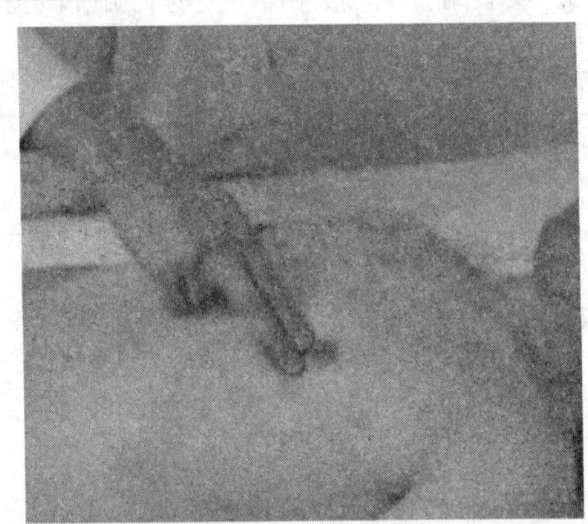 图8-2　心尖搏动触诊 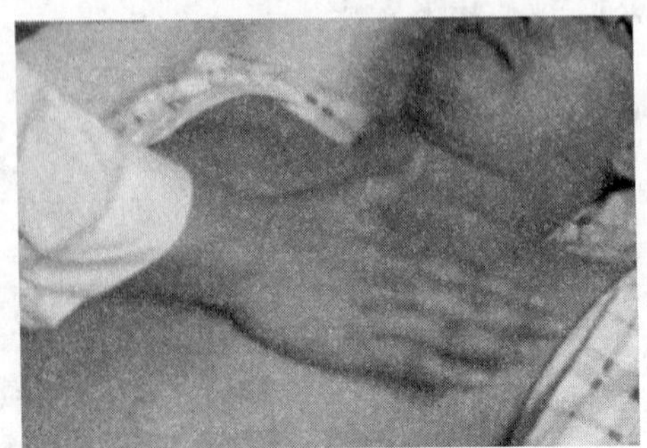 图8-3　心尖震颤触诊

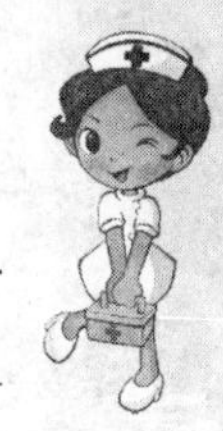

操作流程	图　解
	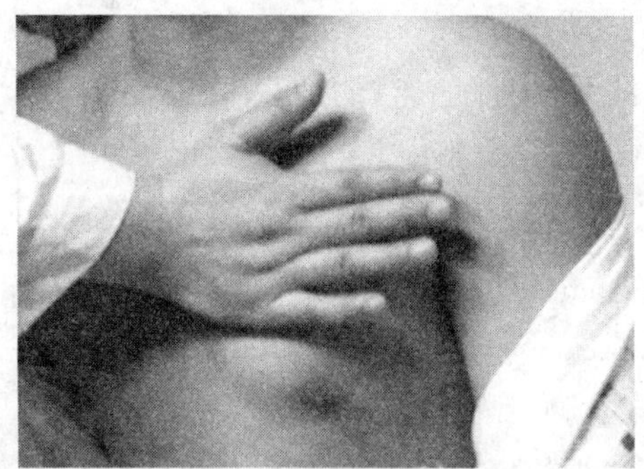 图 8-4　心包摩擦感触诊(前倾位)
3. 叩诊 注意:被检查者仰卧时,站于被检查者右侧,板指与肋间平行;被检查者坐位时,检查者与被检查者面对面坐,板指与肋骨垂直。 (1) 方法:用间接叩诊法,先左后右,自下而上,由外向内叩诊。 (2) 顺序:先叩左界,从心尖搏动最强点外 2～3 cm 处叩诊,由外向内至浊音出现作一标记,逐个肋间向上直至第 2 肋间(图 8-5)。然后叩右界,从肝上界上一肋间开始,叩诊音由清音变为浊音时作标记,逐一肋间向上叩诊,直至第 2 肋间。 测量各标记到前正中线距离(图 8-6)。	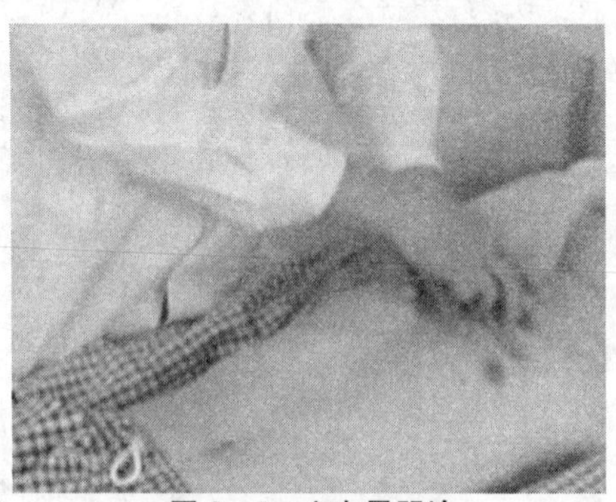 图 8-5　心左界叩诊 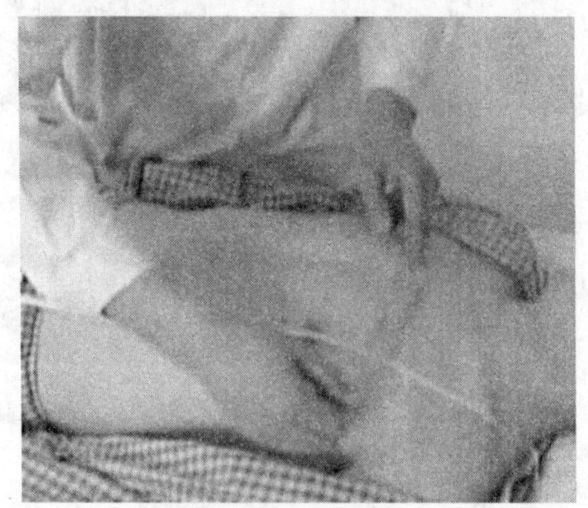 图 8-6　测量

操作流程	图　解
4. 听诊 注意：胸件应紧贴皮肤，避免与皮肤摩擦，注意力集中。 (1) 位置及顺序：胸件轻放在胸前皮肤，依次听诊二尖瓣区（心尖区）→肺动脉瓣区（胸骨左缘第 2 肋间）→主动脉瓣区（胸骨右缘第 2 肋间）→主动脉瓣第二听诊区（胸骨左缘第 3 肋间）→三尖瓣区（胸骨左缘第 4、5 肋间）（图 8 - 7）。 (2) 内容：注意心率、心律、心音、心脏杂音、心包摩擦音（图 8 - 8）。	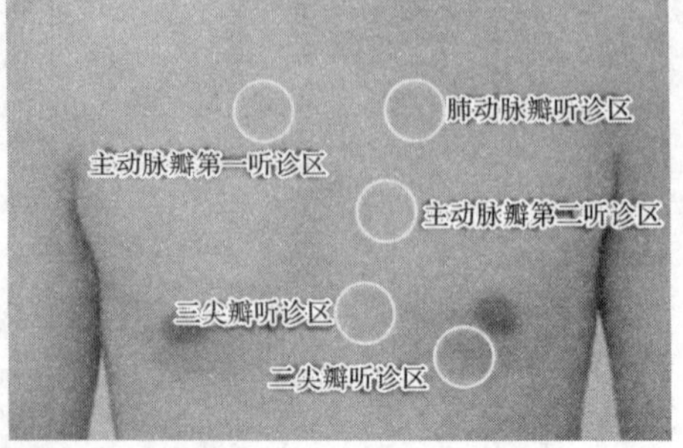 图 8 - 7　瓣膜位置 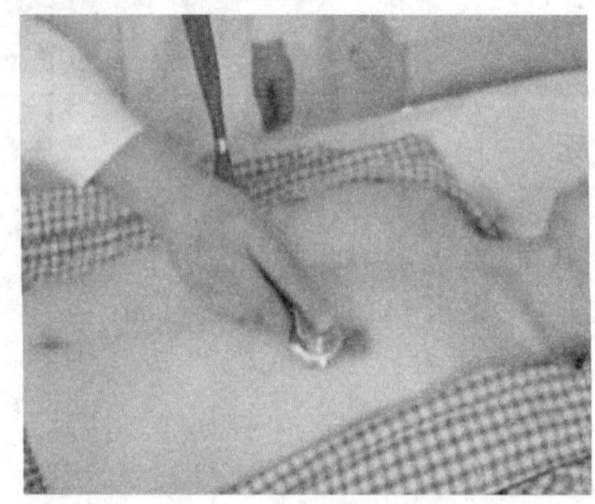 图 8 - 8　心脏听诊
5. 血管 (1) 视诊：用手指轻压被检查者的指甲床末端，或以清洁玻片轻压口唇黏膜，如显示红白交替的微血管搏动，即为毛细血管搏动征阳性，提示脉压增大（图 8 - 9）。	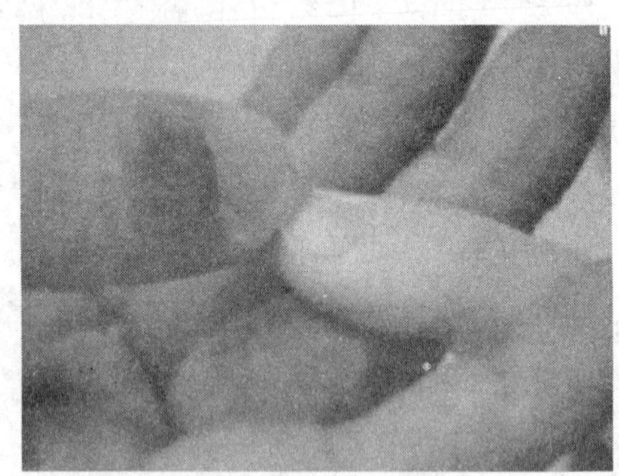 图 8 - 9　毛细血管搏动征

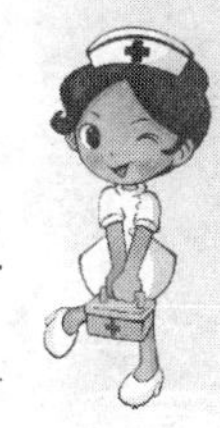

操作流程	图　解
(2) 触诊：用示指、中指、环指的指腹触诊桡动脉近手腕处，观察其速率、节律、紧张度、强度、动脉壁弹性情况，对比两侧强度是否相同(图 8－10)。 (3)听诊：在颈、胸、腹部听诊，注意有无血管杂音、在股动脉上听诊注意有无枪击音及杜氏双重杂音。	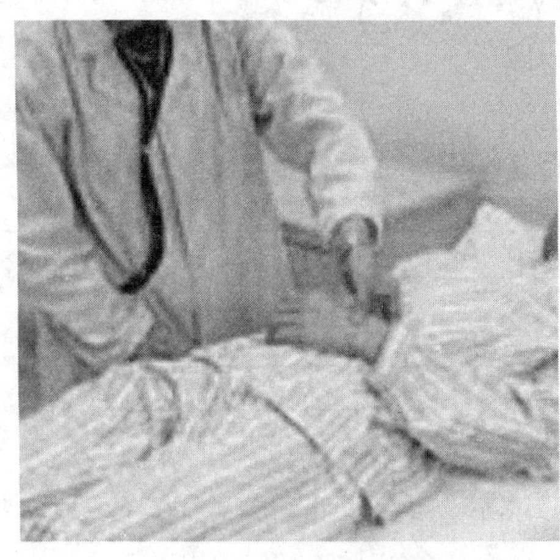 图 8－10　脉搏触诊
6. 整理、记录 (1) 整理用物，协助病人躺卧舒适，整理床单位。 (2) 护士洗手，记录结果，签名(图 8－11)。	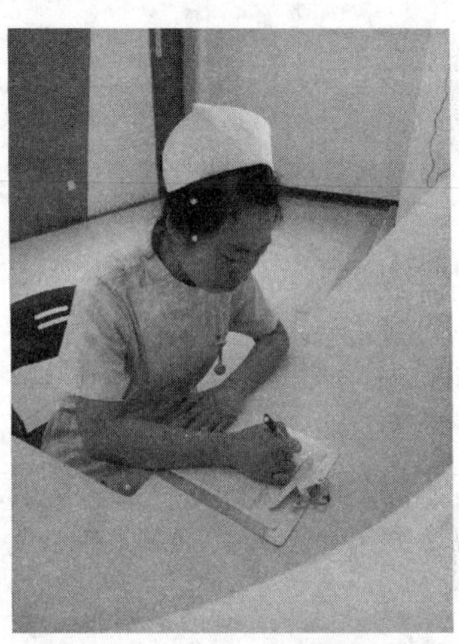 图 8－11　护士洗手、记录

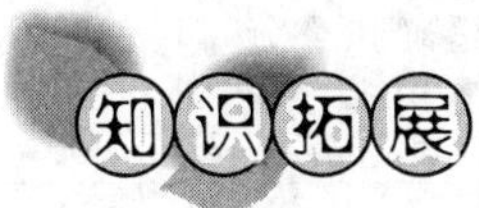

搔刮听诊法

将听诊器的体件置于肺表面的胸壁，一手固定听诊器体件，另一手示指指腹由体件周边向外搔刮。开始可听到清晰的搔刮音，当搔刮到心脏或肝脏边界时，搔刮音突然明显减弱。搔刮听诊法可用于确定心和肝的边界。

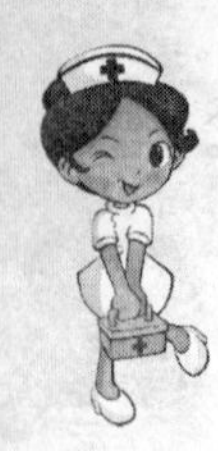

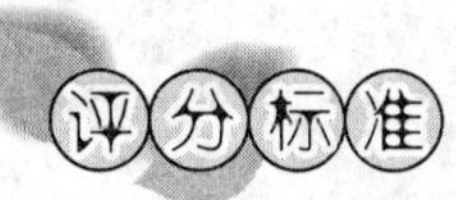

心脏及大血管评估的考核评分标准

班级：________ 姓名：________ 学号：________ 得分：________

项目			分值	考核内容	考核方式	评分标准	得分
礼仪要求10分	仪表		3	仪表端庄，着装规范	观察	未做到不得分	
	行为		4	大方得体	观察	未做到不得分	
	言谈		3	语言亲切，态度和蔼	观察	未做到不得分	
操作前准备15分	病人		5	评估病人病情	口述	未评估扣2分	
	环境		2	温暖安静，光线适中	口述	口述不清扣2分	
	护士		4	修剪指甲，洗手	口述操作	缺一项扣2分	
	用物		4	备齐用物，摆放整齐	观察	不符合各扣2分	
操作过程55分	心脏视诊	心前区	4	被检查者仰卧，暴露胸部，检查者位于右侧，视线与被检查者胸廓同高，观察心前区有无隆起、凹陷及异常搏动	口述操作	视诊方法不正确扣2分，未讲观察内容2分	
		心尖搏动	4	被检查者仰卧，暴露胸部，检查者在其右侧，视线与心尖区呈切线位，观察心尖搏动位置、范围	口述操作	视诊方法不正确扣2分，未讲观察内容扣2分	
	心脏触诊	心尖搏动	4	检查者先用右手掌置于被检查者心前区开始触诊，然后用单一示指指腹确认心尖搏动位置、范围、强弱	口述操作	手法不正确扣2分，口述不清扣2分	
		震颤	4	用手掌或手掌尺侧小鱼际肌平贴于心前区各个部位，以触知有无微细的震动感	口述操作	操作不规范扣2分，口述不清扣2分	
		心包摩擦感	4	用手掌尺侧小鱼际或示指、中指、环指指腹在心包炎病人的胸骨左缘第3、4肋间触及粗糙摩擦感	口述操作	操作不规范扣2分，口述不清扣2分	
	心脏叩诊	心左界	4	在心尖搏动外2～3 cm处开始，由外向内至浊音出现作一标记，逐个肋间向上直至第2肋间	口述操作	叩诊手法、姿势、力量不正确扣2分，口述不清扣1分	
		心右界	4	先叩出肝上界，然后于其上一肋间由外向内叩，直至浊音出现作一标记，逐一肋间向上叩诊，直至第2肋间。测量各标记到锁骨中线距离	口述操作	叩诊手法、姿势、力量不正确扣2分，口述不清扣1分，测量不正确扣2分	
	心脏听诊	确定听诊区	5	心尖区即二尖瓣区；肺动脉瓣区即胸骨左缘第2肋间；主动脉瓣区即胸骨右缘第2肋间；主动脉瓣第二听诊区即胸骨左缘第3肋间；三尖瓣区即胸骨左缘第4、5肋间	口述操作	任一听诊区不正确扣1分	
		顺序	5	自心尖区→肺动脉瓣区→主动脉瓣区→主动脉瓣第二听诊区→三尖瓣区。每听诊区至少听30秒以上	口述操作	漏一听诊区扣1分，听诊时间太短扣1分	
		内容	5	心率、心律、心音、心脏杂音、心包摩擦音	口述	漏一项扣1分	

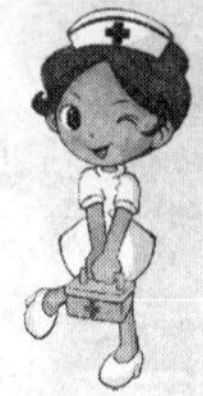

续表

操作过程55分	血管	视诊	4	用手指轻压被检查者的指甲床末端，或以清洁玻片轻压口唇黏膜，如显示红白交替的微血管搏动，即为毛细血管搏动征阳性	口述操作	操作不规范扣 3 分，口述不清扣 2 分	
		触诊	4	用示指、中指、环指的指腹触诊桡动脉近手腕处，观察其速率、节律、紧张度、强度、动脉壁弹性情况，对比两侧强度是否相同	口述操作	操作不规范扣 3 分，口述不清扣 2 分	
		听诊	4	在颈、胸、腹部听诊，注意有无血管杂音、在股动脉上听诊注意有无枪击音及杜氏双重杂音	口述操作	操作不规范扣 3 分，口述不清扣 2 分	
操作后处理10分	病人		2	安置病人，卧床休息	口述	未做到不得分	
	用物		2	整理用物	观察	不符合要求扣 1 分	
	护士		6	洗手，记录，签名	观察	缺一项扣 1 分	
综合评价 5 分			3	动作熟练、规范	观察	一项未做到扣 1 分	
			2	关爱病人，沟通有效	观察	未做到不得分	
相关理论 5 分			2	目的明确	口述	回答不正确扣 2 分	
			3	熟记注意事项	口述	未熟记酌情扣分	
总分			100				

监考教师：　　　　　　　　　　考核时间：

（黄小红）

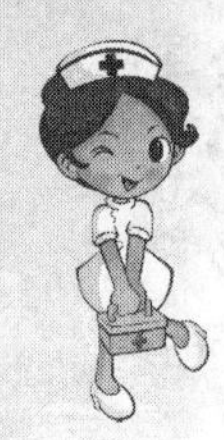

实训项目九　腹部评估

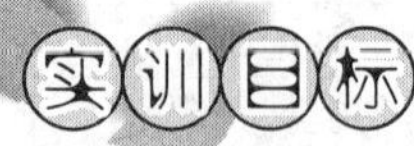

实训目标

1. 掌握腹部评估的基本内容及方法。
2. 熟练地对被检查者进行腹部评估。

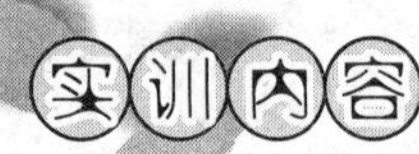

实训内容

（一）操作目的

1. 熟悉腹部评估的顺序、方法及内容。
2. 能判断正常状态并分析异常体征的临床意义。

（二）操作准备

1. 护士准备

(1) 评估病人病情。

(2) 衣帽整齐，洗手，手部温暖。

2. 病人准备　取舒适的坐位或卧位，先做好解释工作，取得病人合作。

3. 用物准备　听诊器。

4. 环境准备　病室温暖，安静，光线适中。

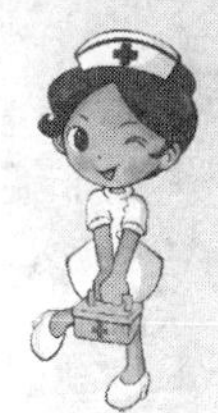

（三）操作程序

操作流程	图　解
1. 用物携至床旁，问候病人，解释（图 9－1）。	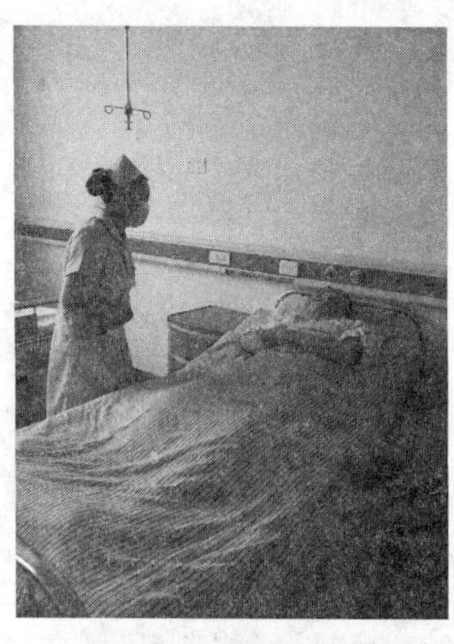 图 9－1　向病人解释
2. 视诊　方法、结果判断。 （1）检查腹部外形，是否平坦、膨隆、凹陷（图 9－2、图 9－3、图 9－4）。 （2）检查有无腹壁静脉曲张（图 9－5）。 （3）检查有无胃肠型和蠕动波。 （4）呼吸运动：男性及小儿以腹式呼吸为主，成年女性以胸式呼吸为主。 腹式呼吸减弱常见于腹膜炎症、急性腹痛、腹腔内容物增多。腹式呼吸消失常见于急性腹膜炎或膈肌麻痹。	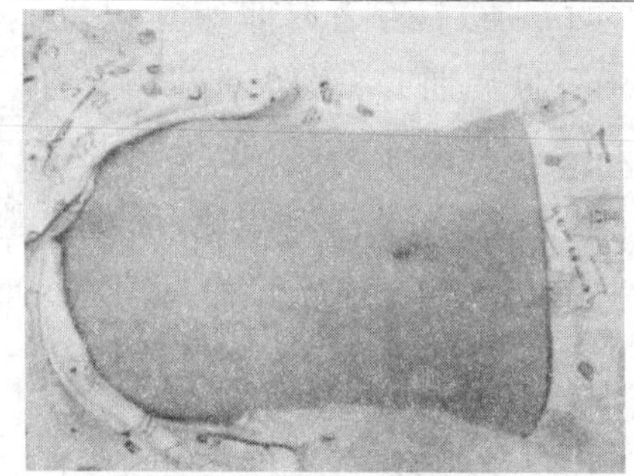 图 9－2　腹部平坦 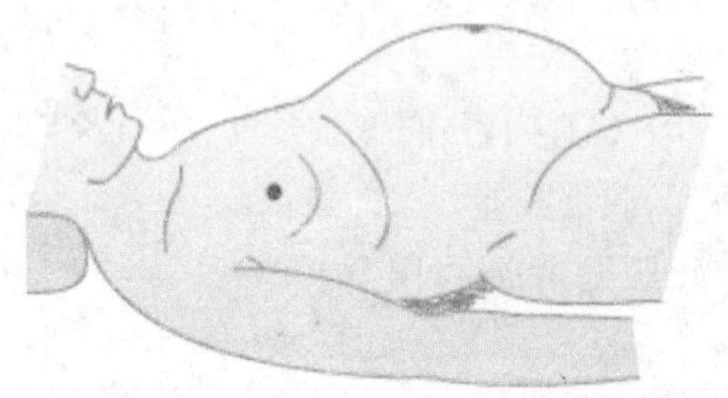 图 9－3　全腹膨隆 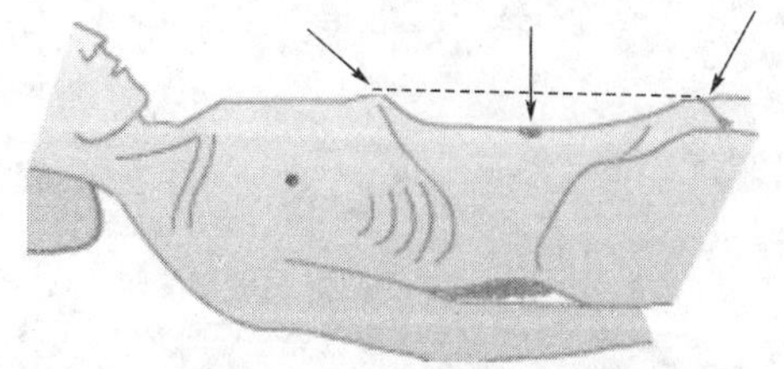 图 9－4　腹部凹陷（舟状腹）

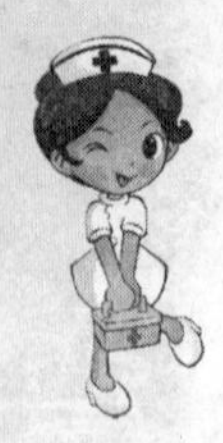

操作流程	图　解
	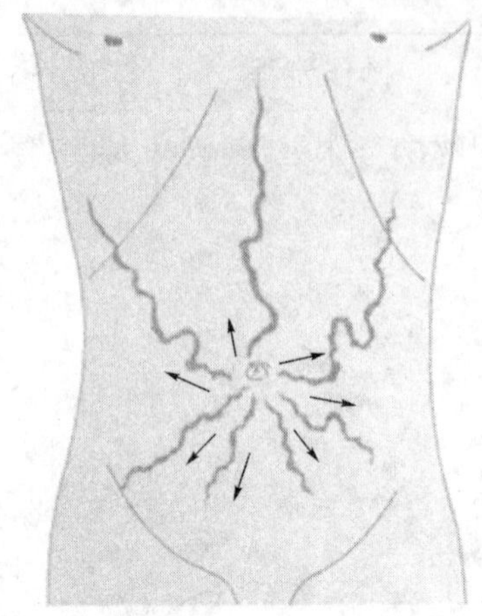 图 9-5　腹壁静脉曲张
3. 触诊　方法、结果判断。 （1）协助被检查者取仰卧位，头垫低枕，两下肢屈曲并稍分开，两上肢平放于躯干两侧，做缓慢、较深的腹式呼吸。检查者位于被检查者右侧，面对被检查者（图 9-6） （2）方法：右手四指并拢，手掌平放于腹部，利用掌指关节和腕关节的弹力，柔和地进行滑动触摸。从左下腹开始，逆时针方向，由下向上，先左后右，仔细触诊。 （3）检查内容：腹壁紧张度、压痛及反跳痛、腹部脏器和腹部包块。 ①腹壁紧张度（图 9-7）。	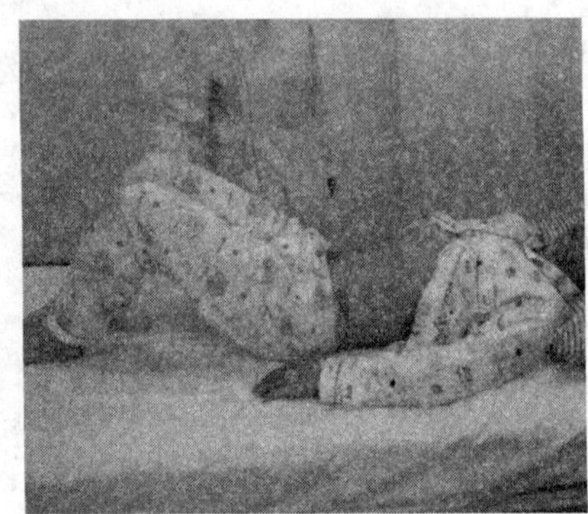 图 9-6　腹部触诊体位 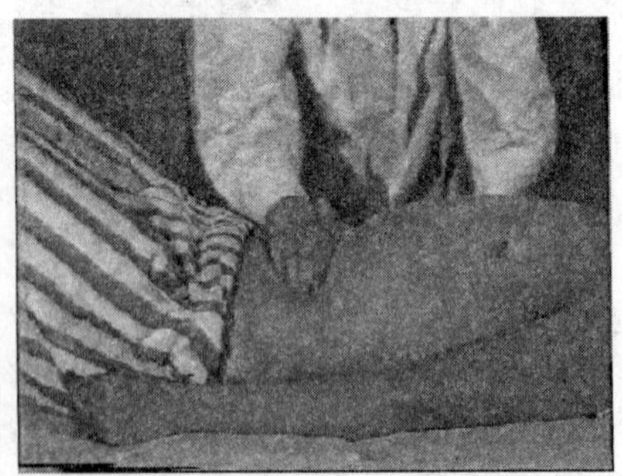 图 9-7　腹壁紧张度检查

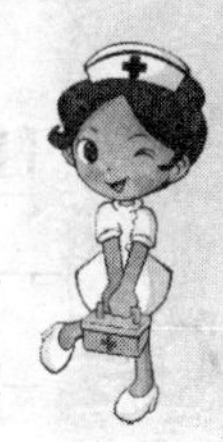

操作流程	图　解
②压痛和反跳痛(图 9－8,图 9－9)。	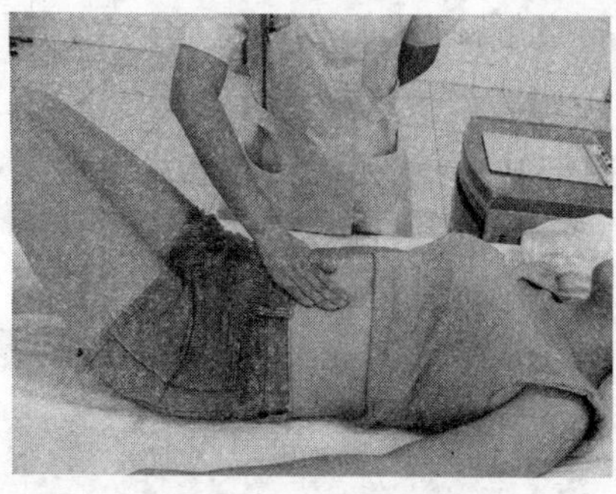 图 9－8　腹部压痛检查 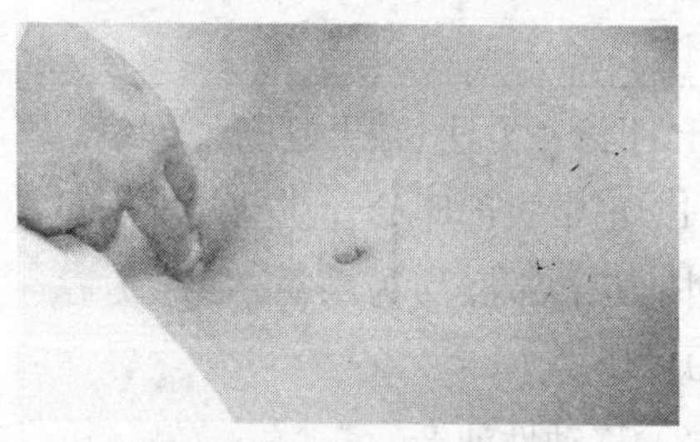 图 9－9　腹部反跳痛检查
③肝脏触诊:了解肝脏的大小、硬度、形态、压痛、边缘及表面情况(图 9－10)。	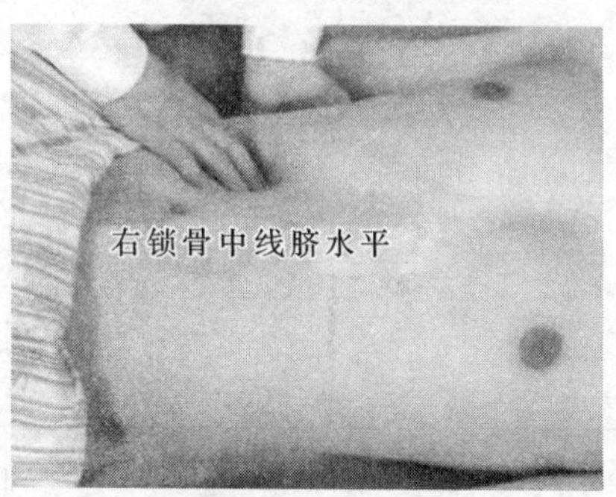 图 9－10　肝脏双手触诊
④脾脏触诊:了解脾脏的大小、表面情况、质地、边缘、有无压痛以及摩擦感等(图 9－11)。	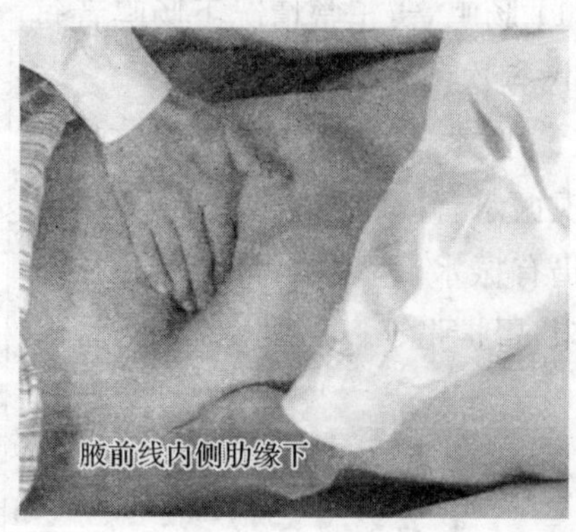 图 9－11　脾脏触诊

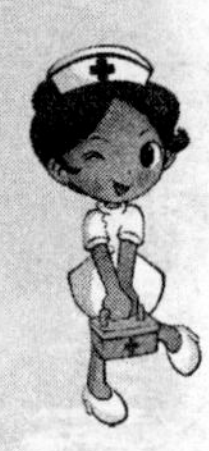

操作流程	图　解
⑤胆囊触诊：了解有无压痛、Murphy(图 9－12)。 ⑥腹部肿块：触诊时应注意了解肿块的位置、大小、形态、硬度、压痛、搏动、移动度、与邻近的关系等。 注意：触诊时护士应观察病人反应与表情，对精神紧张者，通过交谈转移注意力，减少腹肌紧张。	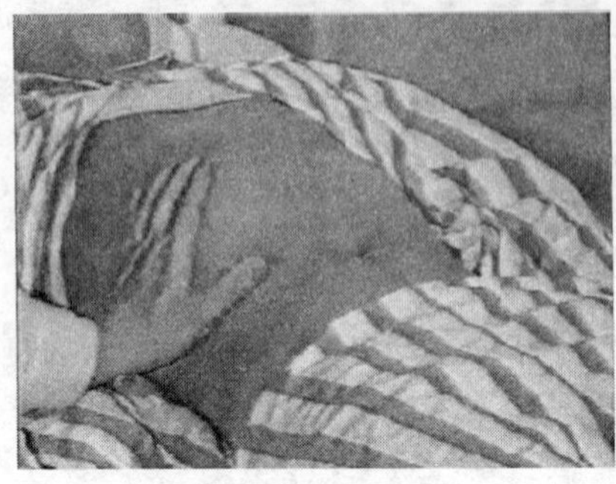 **图 9－12　胆囊触诊**
4. 叩诊　方法、结果判断。 (1) 正常腹部叩诊音：除肝、脾区呈浊音外，其余部位均为鼓音，叩诊方法见图 9－13。 (2) 移动性浊音。 (3) 肝、肾叩击痛。	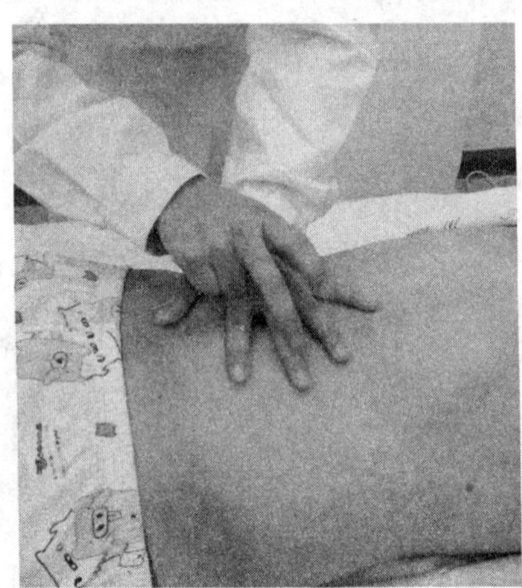 **图 9－13　腹部叩诊手法**
5. 听诊　方法、结果判断(图 9－14)。 (1) 肠鸣音：正常情况下肠鸣音每分钟 4～5 次。 (2) 振水音：正常人饮大量液体后可出现振水音。若空腹或饭后 6 小时以上仍有振水音，表示胃潴留，见于幽门梗阻、胃扩张等。	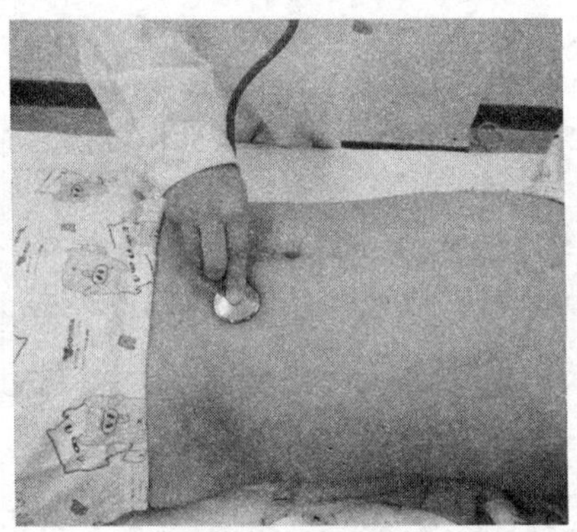 **图 9－14　腹部听诊**

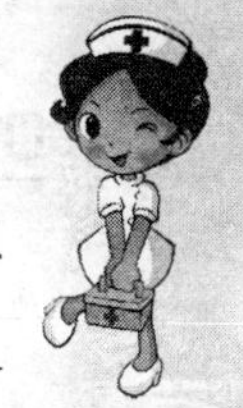

操作流程	图　解
6. 整理、记录 (1) 整理用物，协助病人躺卧舒适，整理床单位。 (2) 护士洗手，记录结果，签名(图 9-15)。	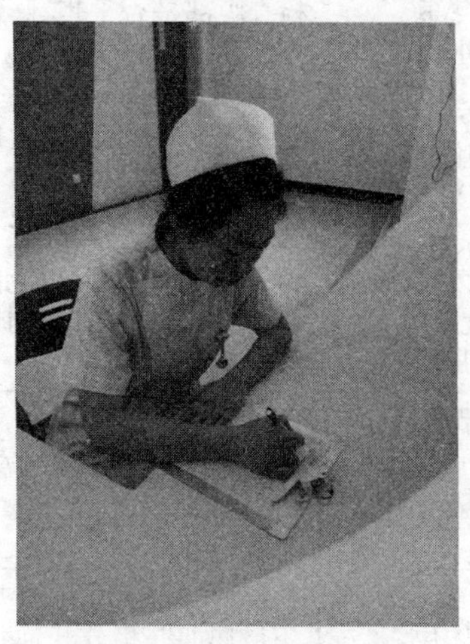 图 9-15　护士洗手、记录

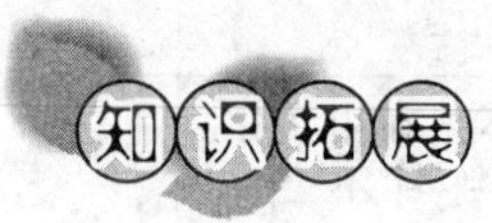

知识拓展

Gmy-Tumer 征及 cullen 征

重症胰腺炎患者，因胰酶、坏死组织及出血沿腹膜间隙与肌层渗入腹壁下，至两侧胁腹部皮肤呈暗灰蓝色，称 Gmy-Tumer 征阳性；可致脐周围皮肤青紫，称 cullen 征阳性。

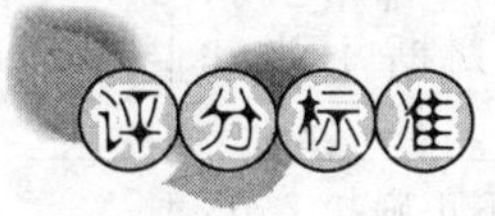

评分标准

腹部评估考核评分标准

班级：________　姓名：________　学号：________　得分：________

项目		分值	考核内容	考核方式	评分标准	得分
礼仪要求10分	仪表	3	仪表端庄，着装规范	观察	未做到不得分	
	行为	4	大方得体	观察	未做到不得分	
	言谈	3	语言亲切，态度和蔼	观察	未做到不得分	
操作前准备15分	病人	5	评估病人病情	口述	未评估不得分	
	环境	2	温暖安静，光线适中	口述	口述不清全扣	
	护士	4	修剪指甲，洗手	观察	缺一项扣2分	
	用物	4	备齐用物，摆放整齐	观察	不符合扣2分	

续表

操作过程55分	腹部视诊	腹部外形	4	检查腹部是否平坦、膨隆、凹陷等，判断结果	口述	方法不正确扣2分，结果判断不准确扣2分	
		呼吸运动	4	正常成人男性及儿童以腹式呼吸为主，女性则以胸式呼吸为主。明显增强或减弱、消失视为异常	口述操作	方法不正确扣2分，结果判断不准确扣2分	
		腹壁静脉曲张	4	检查有无腹壁静脉曲张；确定腹壁静脉的血流方向并判断静脉阻塞部位（口述）	口述操作	方法不正确扣1分，口述不清扣1分	
		胃肠型及蠕动波	4	检查有无胃肠型及蠕动波，判断结果（口述）	口述操作	方法不正确扣1分，口述不清扣1分	
	腹部触诊	体位安排	4	协助病人呈仰卧位，头垫低枕，两下肢屈曲并稍分开，两上肢平放于躯干两侧，做缓慢、较深的腹式呼吸；注意保暖	操作	方法不正确各扣2分	
		腹壁紧张度	4	检查腹壁是否柔软，有无腹肌紧张、强直等	操作	方法不正确扣2分，结果判断不当扣2分	
		压痛及反跳痛	4	检查有无腹部无压痛及反跳痛	操作	方法不正确扣2分，结果判断不当扣2分	
		腹部脏器	4	检查肝脾大小、形态（包括边缘、表面）、质地、压痛等，检查胆囊墨非征	口述操作	方法不正确扣2分，结果判断不当扣2分	
		腹部肿块	4	检查有无腹部肿块，口述应注意部位、大小、形态、表面与边缘、质地与硬度、压痛、活动度、搏动等	口述操作	方法不正确扣2分，结果判断不当扣2分	
	腹部叩诊	叩诊音	4	采用间接叩诊法，正常腹部叩诊除肝、脾区呈浊音外，其余部位均为鼓音	操作	方法不正确扣2分，结果判断不当扣2分	
		叩击痛	4	检查有无肝脾区叩击痛，判断结果	操作	方法不正确扣2分，结果判断不当扣2分	
		移动性浊音	4	了解病人有无因变换体位而出现腹部浊音区变动，判断结果（口述）	口述操作	方法不正确扣2分，口述不当扣2分	
	腹部听诊	肠鸣音	4	判断肠鸣音是否正常或改变，口述异常的临床意义	口述操作	方法不正确扣5分，口述不清扣2分	
		振水音	3	判断有无振水音，口述临床意义	口述操作	方法不正确扣2分，口述不清扣1分	

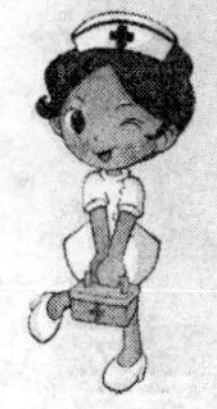

续表

操作后处理10分	病人	2	安置病人，卧床休息	口述	未做到不得分	
	用物	2	整理用物	观察	不符合要求扣1分	
	护士	6	洗手，记录，签名	观察	缺一项扣2分	
综合评价5分		3	动作熟练、规范	观察	一项未做到扣1分	
		2	关爱病人，沟通有效	观察	未做到不得分	
相关理论5分		2	目的明确	口述	目标不明确扣2分	
		3	熟记注意事项	口述	未熟记酌情扣分	
总分		100				

监考教师：　　　　　　　　考核时间：

（童晓云）

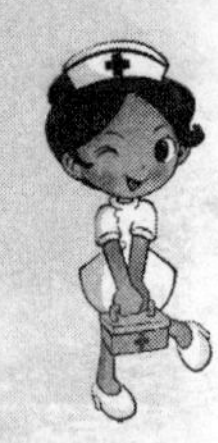

实训项目十　脊柱四肢评估

实训目标

1. 掌握脊柱四肢评估的基本内容及方法。
2. 熟练地对被检查者进行脊柱四肢的检查。
3. 操作者仪表端庄，态度和蔼，关心体贴病人。

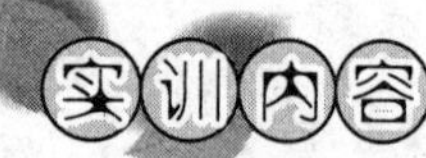

实训内容

（一）操作目的

1. 熟悉脊柱四肢评估的顺序、方法及内容。
2. 能判断正常状态，并分析异常体征的临床意义。

（二）操作准备

1. 护士准备
(1) 评估病人病情。
(2) 衣帽整齐，洗手，手部温暖。
2. 病人准备　取舒适的坐位或卧位，先做好解释工作，取得病人合作。
3. 用物准备　叩诊锤。
4. 环境准备　病室温暖，安静，光线适中。

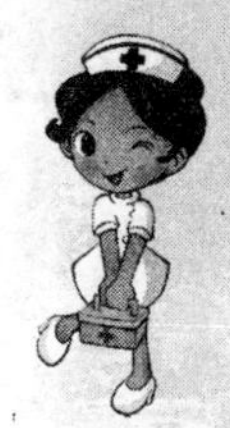

（三）操作程序

操作流程	图　解
1. 脊柱评估 (1) 病人站立位、充分暴露脊柱，注意避免受凉，光线充足、柔和，从前方投射(图10-1)。	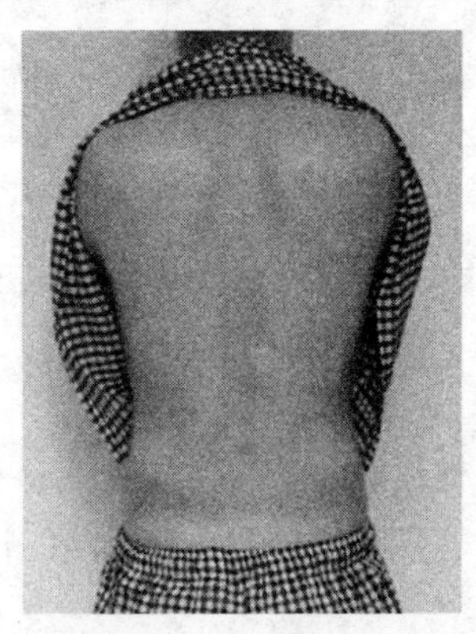 图10-1　脊柱检查体位
(2) 检查内容：生理弯曲、运动、压痛和叩击痛等。 ①正常脊柱生理弯曲外形： 具体方法是用手指沿脊柱棘突从上向下划压(图10-2)。	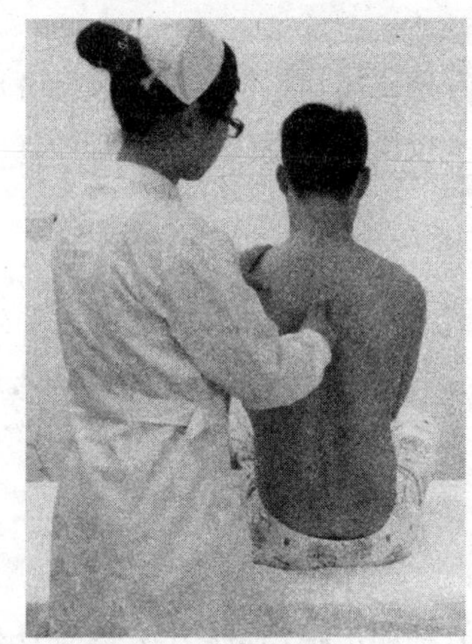 图10-2　脊柱的生理弯曲
②脊柱变形：脊柱前凸、后凸和侧凸(图10-3、图10-4)。	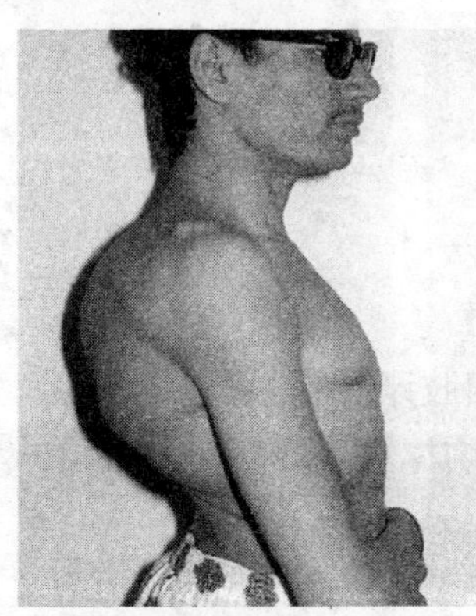 图10-3　脊柱后凸

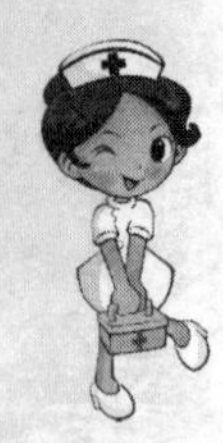

操作流程	图　解
	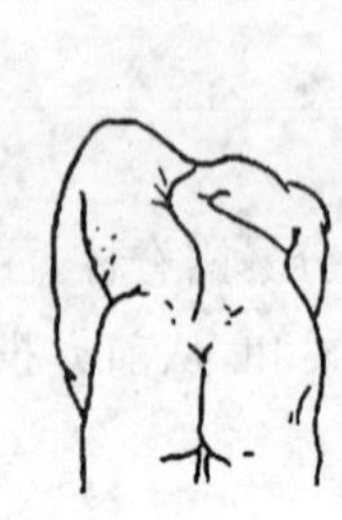 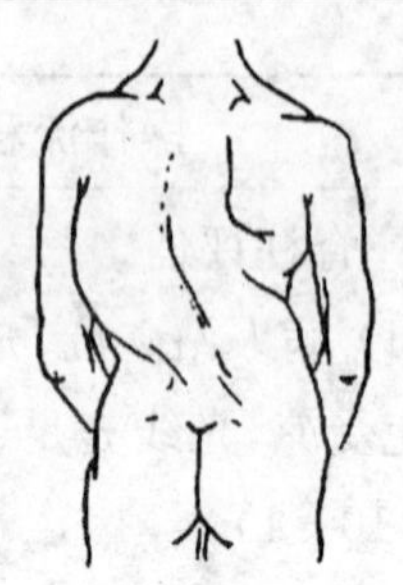 图 10－4　脊柱侧凸
③脊柱运动：具体方法是让被检查者做前曲、后伸、侧弯、旋转等动作（图10－5）。	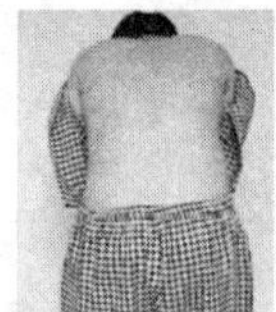 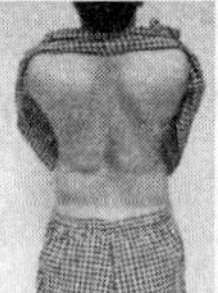 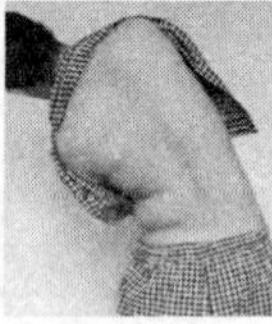 图 10－5　脊柱运动
④脊柱压痛：具体方法是检查者用拇指逐个按压脊椎棘突及椎旁肌肉（图10－6）。	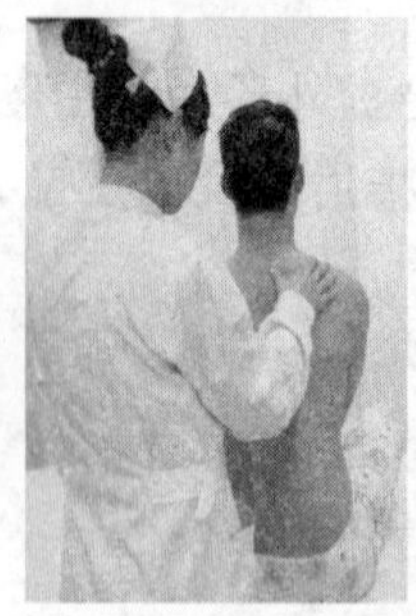 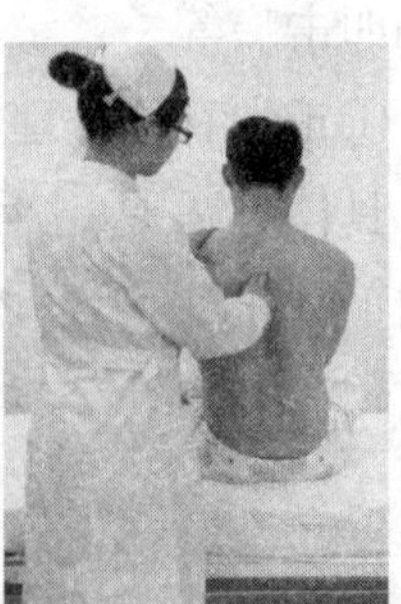 图 10－6　脊柱压痛
⑤脊柱叩击痛：具体方法是检查者用手指或叩诊锤直接叩击各脊椎棘突（图10－7）。 2. 四肢评估 (1) 顺序和体位：由上肢向下肢，先右后左，被检查者端坐位。	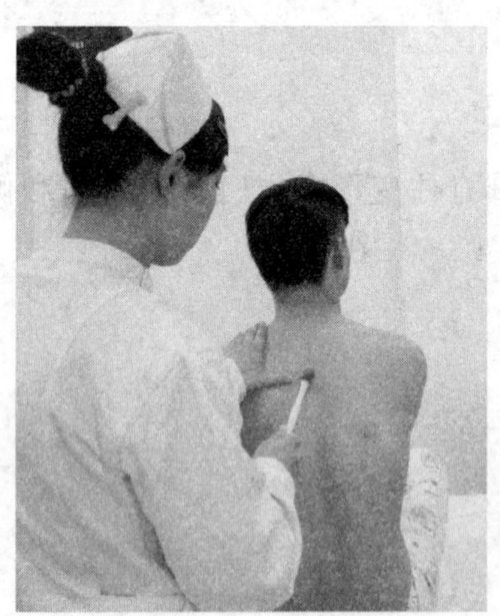 图 10－7　脊柱叩击痛

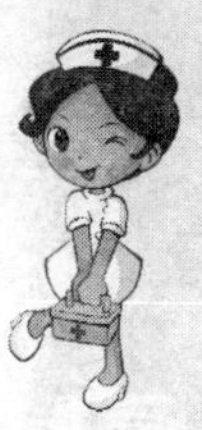

操作流程	图　解
(2) 方法:运用视诊与触诊,两者相互配合。 (3) 检查内容:观察四肢及其关节的形态,肢体位置、活动度或运动情况等。 ①四肢及其关节的形态(图 10-8)。 ②肢体位置。 ③肢体活动度。 ④肢体运动情况。	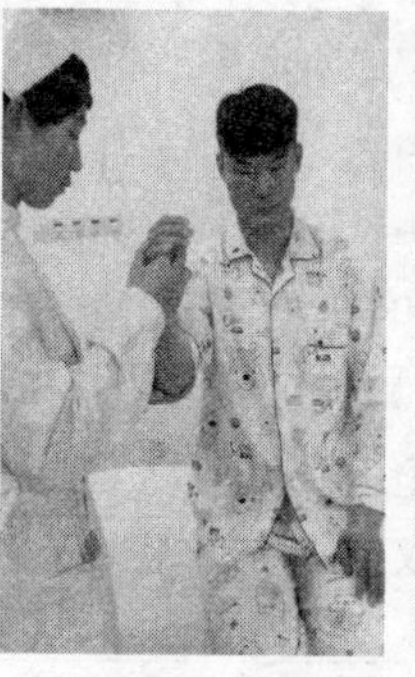 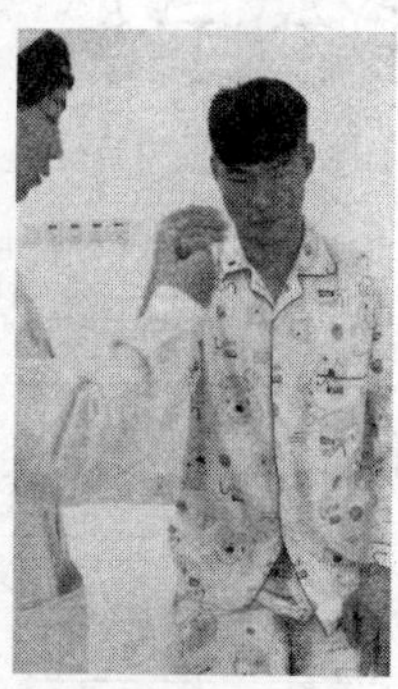 图 10-8　上肢运动检查
3. 整理、记录 (1) 整理用物,协助病人躺卧舒适,整理床单位。 (2) 护士洗手,记录结果,签名(图 10-9)。	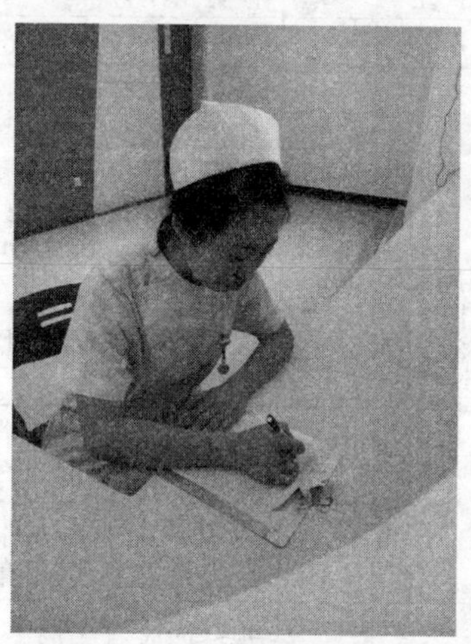 图 10-9　护士洗手、记录

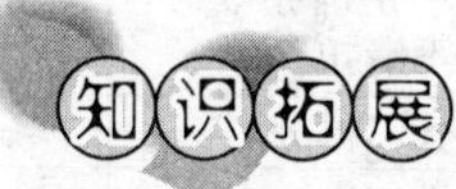

青少年型特发性脊柱侧凸

特发性脊柱侧凸较常见,10～16 岁年龄组的青少年有 2%～4%的发病率,多数侧弯的度数较小。在 20°左右的脊柱侧凸患者中,男女比例基本相等;而在大于 20°的脊柱侧凸人群中,女∶男超过 5∶1。女性脊柱侧凸患者病情较严重这一事实提示:女性脊柱侧凸可能更易进展,她们比男孩更需要治疗。

轻微侧凸可通过姿势训练,端正坐位姿势,并指导进行深呼吸运动或参加游泳锻炼,训练胸部肌肉以纠正畸形。学生可因地制宜在课间休息时间利用单双杠进行引体向上练习,在家可经常用双手抓门、窗框等进行悬吊牵引,同时需到专科医院就诊,严密观察,密切随访。

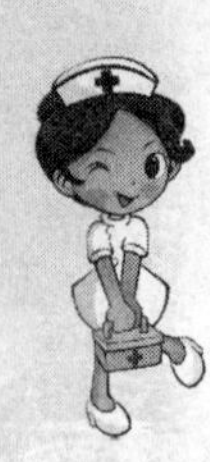

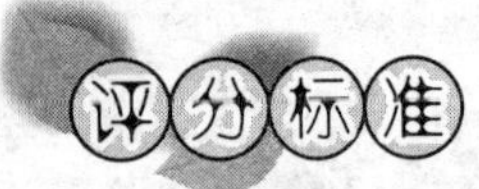

脊柱四肢评估考核评分标准

班级：______ 姓名：______ 学号：______ 得分：______

项目			分值	考核内容	考核方式	评分标准	得分
礼仪要求10分	仪表		3	仪表端庄，着装规范	观察	未做到不得分	
	行为		4	大方得体	观察	未做到不得分	
	言谈		3	语言亲切，态度和蔼	观察	未做到不得分	
操作前准备15分	病人		5	评估病人病情	口述	未评估扣2分	
	环境		2	温暖安静，光线适中	口述	口述不清扣2分	
	护士		4	修剪指甲，洗手	观察	缺一项扣2分	
	用物		2	备齐用物，摆放整齐	观察	不符合扣2分	
操作过程55分	脊柱检查	体位	6	病人直立位或仰卧位、充分暴露脊柱，注意保暖	口述操作	方法不正确全扣	
		形态	6	观察脊柱正常生理弯曲是否存在，有无脊柱前凸、后凸和侧凸	口述操作	方法不正确扣3分，结果判断不正确扣3分	
		运动	6	让被检查者做前曲、后伸、侧弯、旋转等动作	口述操作	方法不正确扣3分，口述不清扣3分	
		压痛	6	检查者用拇指逐个按压脊椎棘突及椎旁肌肉，询问有无异常疼痛	口述操作	方法不正确扣5分，口述不清扣3分	
		叩击痛	6	检查者用手指或叩诊锤直接叩击各脊椎棘突，询问有无异常疼痛	口述操作	方法不正确扣3分，口述不清扣3分	
	四肢检查	形态	15	观察四肢有无形态异常，如膝内外翻、足内外翻、关节脱位等；有无杵状指、匙状甲、平跖足、下肢静脉曲张等	口述操作	漏一项扣2分口述不清扣3分	
		运动	10	观察四肢关节活动度有无异常	口述操作	方法不正确扣5分，口述不清扣5分	
操作后处理10分	病人		2	安置病人，卧床休息	口述	未做到不得分	
	用物		2	整理用物	观察	不符合要求扣2分	
	护士		6	洗手，记录，签名	观察	缺一项扣1分	
综合评价5分			3	动作熟练、规范	观察	一项未做到扣2分	
			2	关爱病人，沟通有效	观察	未做到不得分	
相关理论5分			2	目的明确	口述	目标不明确扣2分	
			3	熟记注意事项	口述	未熟记酌情扣分	
总分			100				

监考教师： 考核时间：

（童晓云）

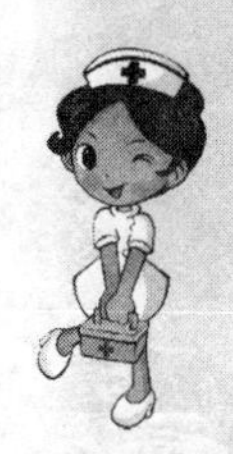

实训项目十一　神经反射评估

神经反射评估是神经反射弧病变的重要检查方法，反射活动受高级中枢控制，当锥体束以上有病变时，反射活动失去抑制，因而出现反射亢进。

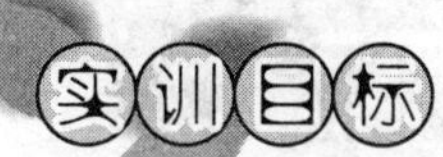

1. 掌握神经反射评估的检查方法和内容。
2. 能进行生理反射及病理反射的评估。

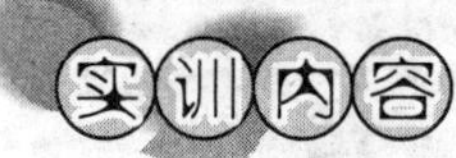

（一）操作目的

1. 能进行生理反射及病理反射的评估。
2. 能判断神经反射评估的正常值及其异常改变的临床意义。

（二）操作准备

1. 护士准备

(1) 评估病人病情。

(2) 衣帽整洁，洗手，手部温暖，戴无菌口罩。

2. 病人准备　做好解释工作，得到病人的合作。

3. 用物准备　叩诊锤、棉签、钝头竹签和护理记录单等，检查用物的性能，确保安全可用。

4. 环境准备　病室安静、整洁；温、湿度适宜。

（三）操作程序

操作流程	图　解
1. 护士携用物至床旁，向病人核对解释，取得合作(图 11-1)。	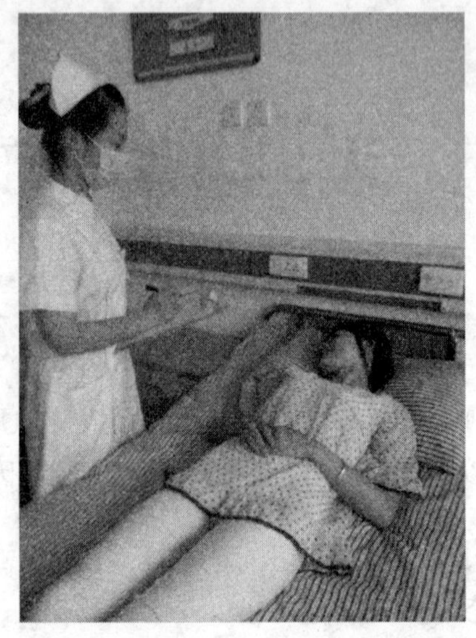 图 11-1　向病人核对解释
2. 浅反射检查 (1) 角膜反射：病人者向内上方注视，医师用细棉签毛由角膜外缘轻触病人的角膜(图 11-2)。 (2) 腹壁反射：病人仰卧，两下肢稍屈，腹壁放松，然后用火柴杆或钝头竹签按上、中、下三个部位轻划腹壁皮肤。反应：受刺激的部位可见腹壁肌收缩(图 11-3)。	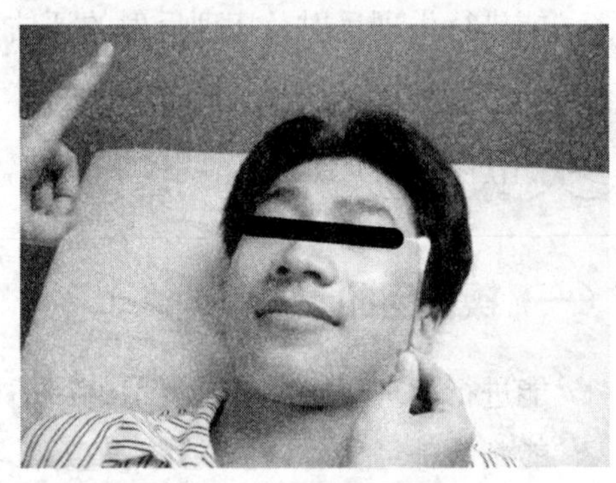 图 11-2　角膜反射检查 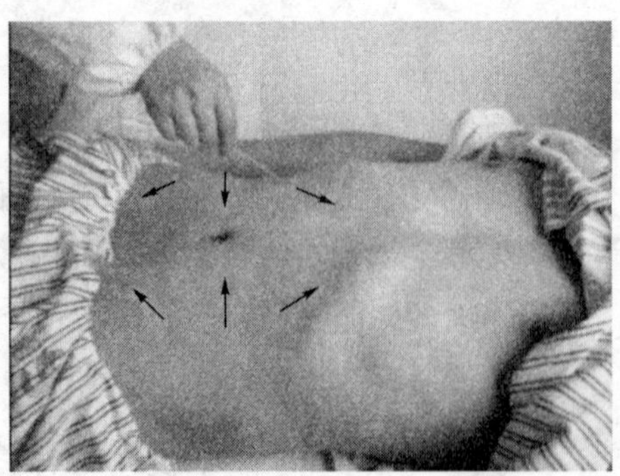 图 11-3　腹壁反射检查

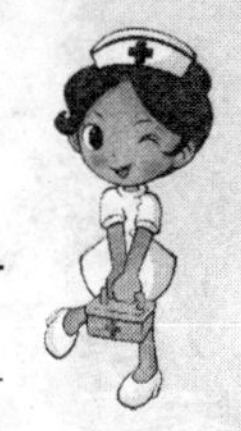

操作流程	图　解
(3) 提睾反射：用火柴杆或钝头竹签由下向上轻划股内侧上方皮肤，可引起同侧提睾肌收缩，睾丸上提，双侧反射消失见于腰髓1～2节病损，一侧反射减弱或消失见于锥体束损害、老年人及局部病变（腹股沟疝、阴囊水肿、睾丸炎）（图11-4）。	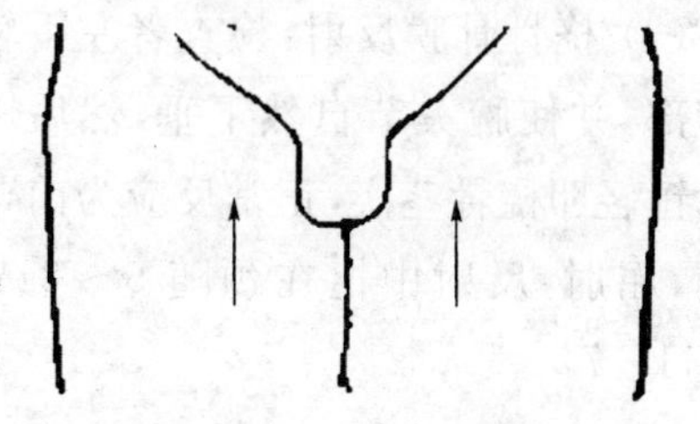 图11-4　提睾反射检查
3. 深反射检查 (1) 肱二头肌反射：检查者以左手托扶病人屈曲的肘部，并将拇指置于肱二头肌肌腱上，然后以叩诊锤叩击拇指，正常反应为肱二头肌收缩，前臂快速屈曲，反射中枢在颈髓5～6节（图11-5）。 (2) 肱三头肌反射：检查者以左手托扶病人的肘部，嘱病人肘部屈曲，然后以叩诊锤直接叩击鹰嘴突上方的肱三头肌肌腱，反应为三头肌收缩，前臂稍伸展，反射中枢在颈髓7～8节（图11-6）。	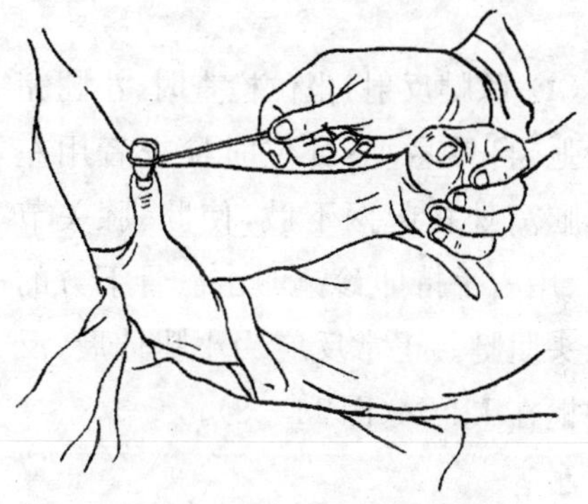 图11-5　肱二头肌反射检查 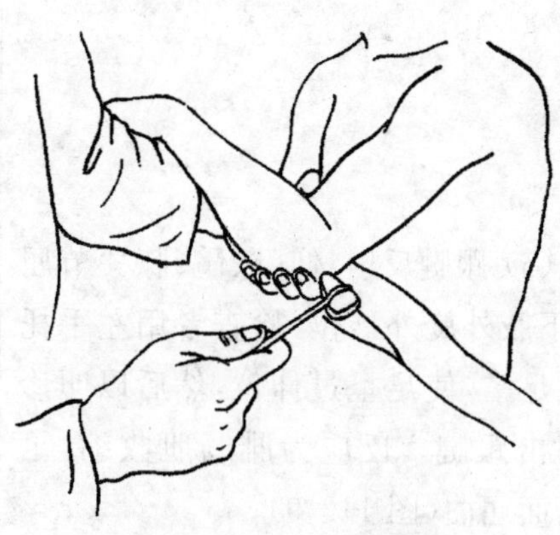 图11-6　肱三头肌反射检查

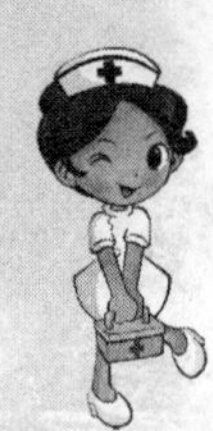

操作流程	图　解
(3) 桡骨骨膜反射：检查者左手轻托腕部，并使腕关节自然下垂，然后以叩诊锤轻叩桡骨茎实，正常反应为前臂旋前，屈肘，反射中枢在颈随 5～8 节(图 11-7)。	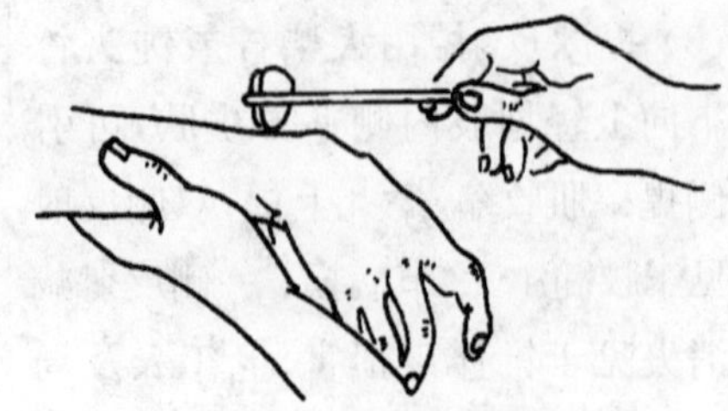 图 11-7　桡骨骨膜反射检查
(4) 膝腱反射：坐位检查时，小腿完全松弛，自然悬垂；卧位时检查者用左手在腘窝处托起两下肢，使髋、膝关节稍屈、用右手持叩诊锤叩击髌骨下方的股四头肌腱。正常反应为小腿伸展，反射中枢在 L2-4(图 11-8)。	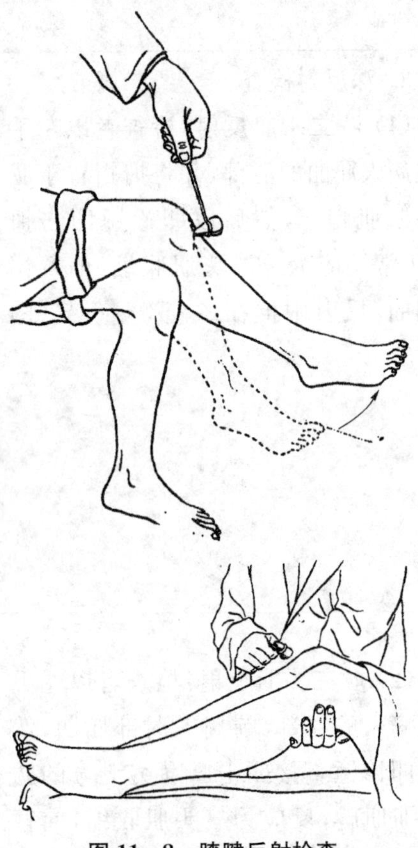 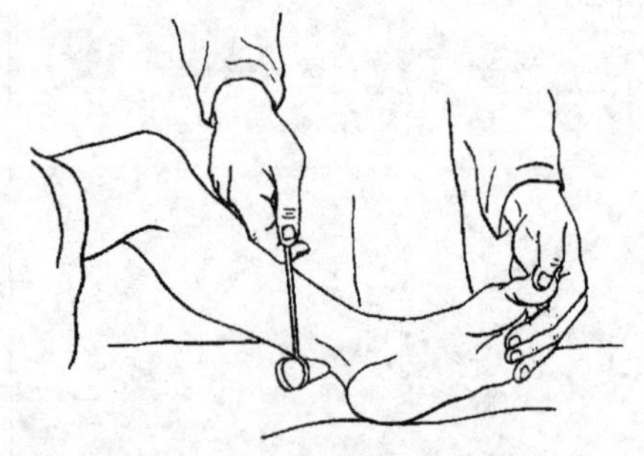 图 11-8　膝腱反射检查
(5) 跟腱反射：仰卧、髋、膝关节屈曲、下肢外旋外展位，检查者用左手托病人足掌，使足呈过伸位，然后以叩诊锤叩击跟腱。反应为腓肠肌收缩，足向跖面屈曲(图 11-9)。	图 11-9　跟腱反射检查

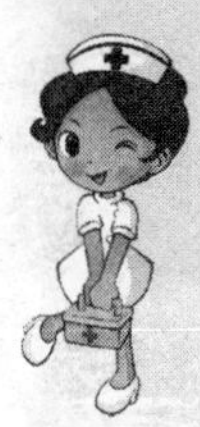

操作流程	图　解
4. 病理反射 (1) 巴宾斯基征:病人仰卧,髋及膝关节伸直,检查者手持病人踝部,用钝头竹签由后向前划足底外侧,阳性反应为拇趾缓缓背伸,其他四趾呈扇形展开,见于锥体束损害(图 11－10(a)、图 11－10(b))。 (2) 奥本海姆征:检查者拇指及示指沿病人胫骨前缘用力由上向下滑压,阳性同巴宾斯基征(图 11－10(c))。 (3) 戈登征:检查者拇指和其他四指分置腓肠肌部位,以适度的力量捏,阳性同巴宾斯基征(图 11－10(d))。 (4) 查多克征:检查者用钝头竹签划外踝下方及足背外缘,阳性表现同巴宾斯基征。	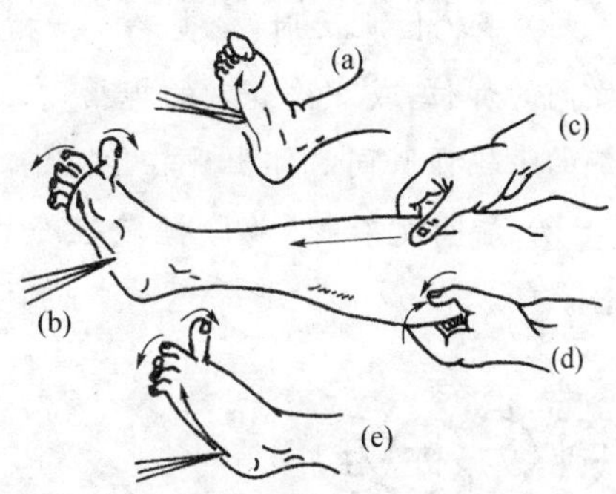 图 11－10(a)　巴宾斯基征检查(阴性) 图 11－10(b)　巴宾斯基征征检查(阳性) 图 11－10(c)　奥本海姆检查(阳性) 图 11－10(d)　戈登征征检查(阳性) 图 11－10(e)　查多克征检查(阳性)
5. 整理、记录 (1) 整理用物,协助病人躺卧舒适,整理床单位。 (2) 护士洗手,记录结果,签名(图 11－11)。	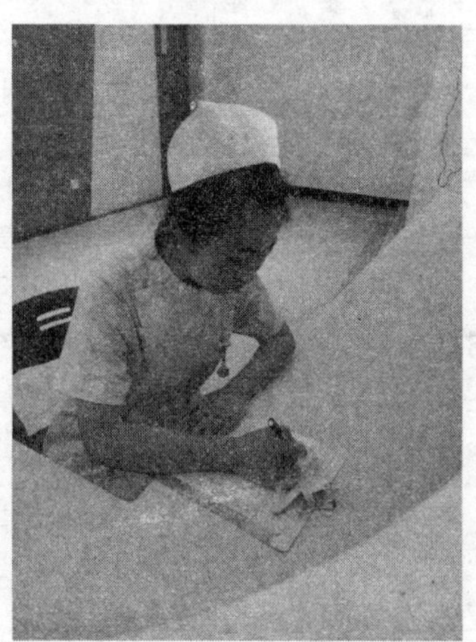 图 11－11　护士洗手、记录

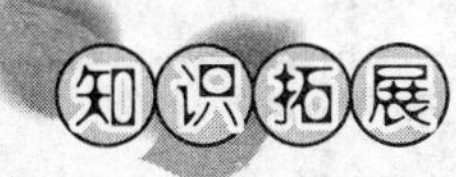

三叉神经有关的头面部反射活动

1. 浅反射　浅反射是刺激头部的皮肤或黏膜而引起的反射。

2. 深反射　使刺激作用于肌肉、肌腱、骨膜和关节的本体感受器而引起的反射。三叉神经经常用的深反射有以下两种。

(1) 眼轮匝肌反射：检查者以拇指向后下方牵扯眼外眦部皮肤，用叩诊锤轻轻叩击两眉之间的部位，或叩检查者的拇指，在正常情况下该侧眼轮匝肌出现收缩和闭目动作；而对侧的眼轮匝肌同时亦出现轻度收缩。口角向同侧后上方牵引。

(2) 眉间反射：用叩诊锤轻轻叩击两眉之间的部位，可出现两眼轮匝肌和两眼睑闭合。

评分标准

神经反射评估考核评分标准

班级：________　姓名：________　学号：________　得分：________

项目		分值	考核内容	考核方式	评分标准	得分
礼仪要求10分	仪表	3	着装规范	观察	未做到不得分	
	行为	4	大方、得体、敬人	观察	未做到不得分	
	言谈	3	语言规范，态度温和	观察	未做到不得分	
操作前准备15分	病人	5	评估病人病情	口述	未评估扣5分	
	环境	2	病室安静、整洁、温湿度适宜	口述	不符合要求不得分	
	护士	4	修剪指甲、洗手、戴口罩	观察	不符合要求不得分	
	用物	4	备齐用物、摆放合理	观察	不符合要求不得分	
操作过程55分	核对解释	5	向病人核对床号、姓名，解释	口述操作	不符合要求不得分	
	浅反射检查	15	检查角膜反射、腹壁反射、提睾反射，判断结果	操作	漏一项扣5分，一项方法错误、结果判断错误各扣2分	
	深反射检查	20	检查肱二头肌反射、肱三头肌反射、膝腱反射、跟膝腱反射；判断结果	操作观察	漏一项扣5分，一项方法、结果判断错误各扣2分	
	病理反射	15	检查巴宾斯基征、奥本海姆征、戈登征	操作观察	漏一项扣5分，一项方法错误、结果判断错误各扣5分	

续表

操作后处理10分	病人	2	置病人舒适体位、卧床休息	口述	未做到不得分	
	用物	2	整理用物	观察	不符合要求扣1分	
	护士	6	洗手，记录，签名	观察	一项未做到扣2分	
综合评价5分		3	动作轻巧、熟练、规范	观察	未做到不得分	
		2	关爱病人，沟通有效	观察	未做到不得分	
相关理论5分		2	目的明确		目标不明确扣2分	
		3	熟记注意事项		未熟记酌情扣分	
总得分						

监考教师：　　　　　　　　　　考核时间：

（童晓云　晏笑葵）

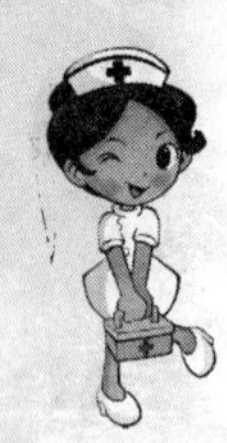

实训项目十二 心电图检查

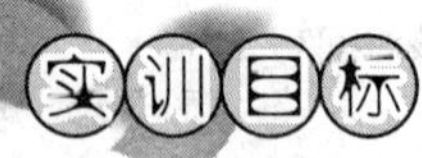

1. 熟悉心电图机使用的要点及注意事项。
2. 了解心电图测量的方法,会进行心电图描记的操作。
3. 了解心电图的正常范围及其常见异常心电图的变化。

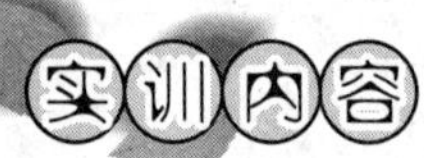

(一) 操作目的

1. 初步学会心电图描记的操作过程。
2. 了解正常心电图的范围及其常见异常心电图的图形特点。

(二) 操作准备

1. 护士准备
(1) 评估病人病情。
(2) 衣帽整齐,洗手,手部温暖。
2. 病人准备　做好解释工作,得到病人的合作。
3. 用物准备　心电图机、导联线、导电糊、分规、心电图纸等。
4. 环境准备　病室安静、整洁;温、湿度适宜;有屏风遮挡。

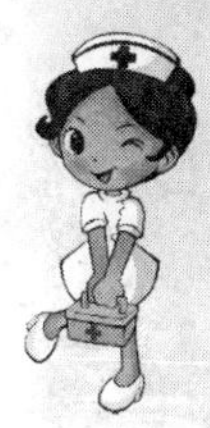

（三）操作程序

操作流程	图　解
1. 备好心电图检查用物(图 12-1)。给受检查者讲解检查心电图的目的、意义,取得合作。	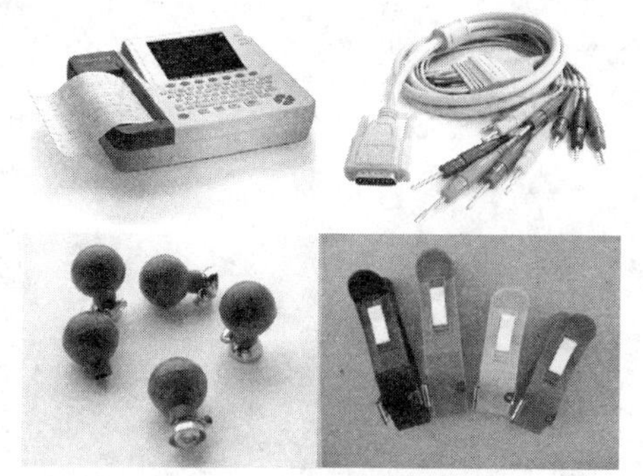 图 12-1　心电图机等用物
2. 安置病人体位(图 12-2)。受检者取平卧位,暴露电极安放部位,取下金属饰物,避免躯体与四肢移动或接触铁床。	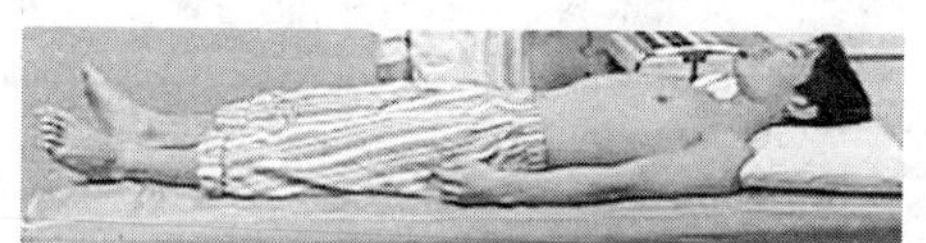 图 12-2　心电图检查体位
3. 按规定接好导联线 (1) 擦净导联探查电极处皮肤,涂导电糊,也可涂乙醇。 (2) 连接肢体导联:在受检者两上肢腕关节上方屈侧和两下肢内踝上电极板紧贴皮肤并固定,保持松紧适度,按照左上肢→黄线、左下肢→绿线、右上肢→红线、右下肢→黑线连接。 (3) 连接胸导联:按 C1～C6 标记的导联电极分别安置在 V1～V6 相应部位(图 12-3)。	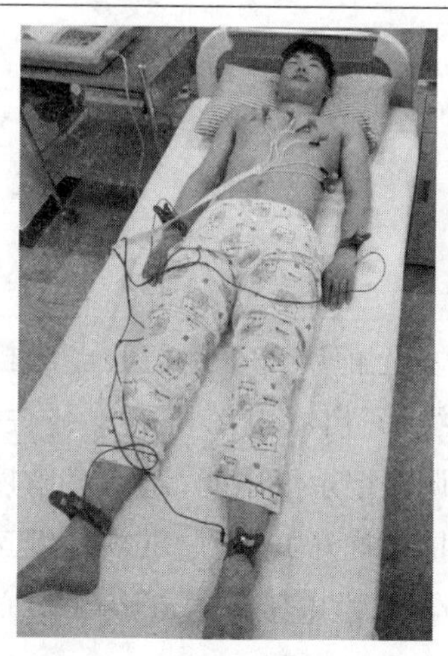 图 12-3　心电图导联连接方式

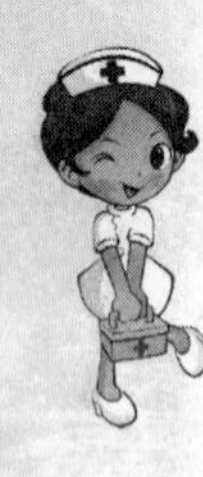

操作流程	图　解
	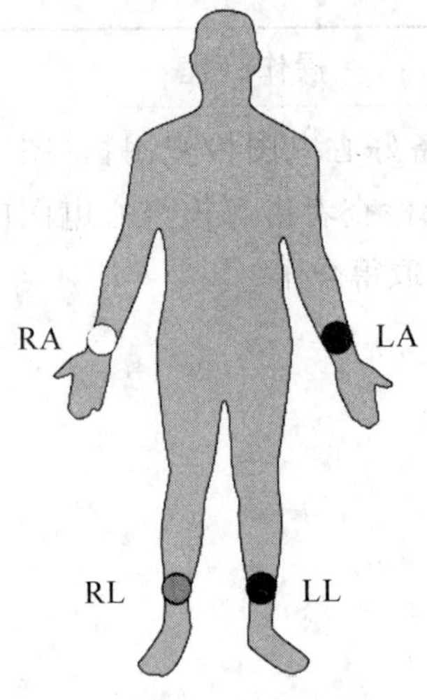 图 12－4　肢体导联的电极位 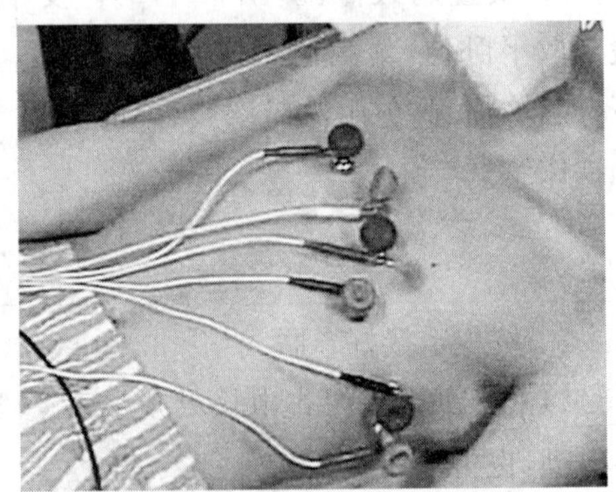 图 12－5　胸部导联的电极位
4. 描记前准备　接通心电图机电源和地线，开启心电图机电源开关，将描记笔调至记录纸中间，调节灵敏度控制器及抗干扰开关，设定常规走纸速度 25 mm/s，标准电压为 1 mV＝10 mm。	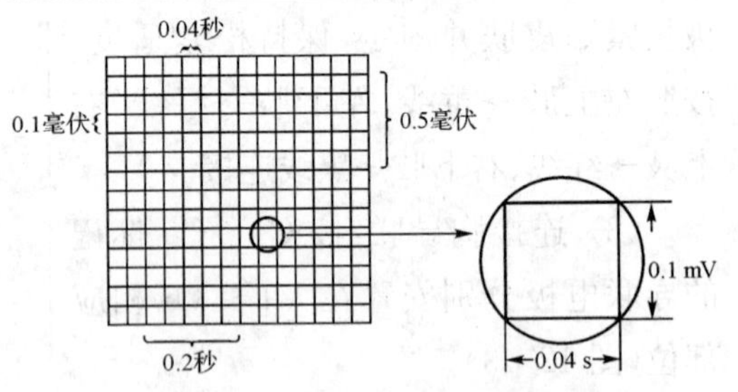 图 12－6　常规心电图纸规格

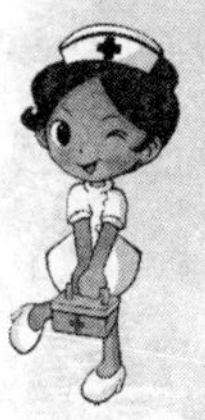

操作流程	图　解
5. 心电图描记　按导联选择键，依次记录Ⅰ、Ⅱ、Ⅲ、aVR、aVL、aVF、V1～V6导联或同步记录12个导联中某几个导联的心电图。一般各导联记录3～5个心动周期即可(图12-7)。	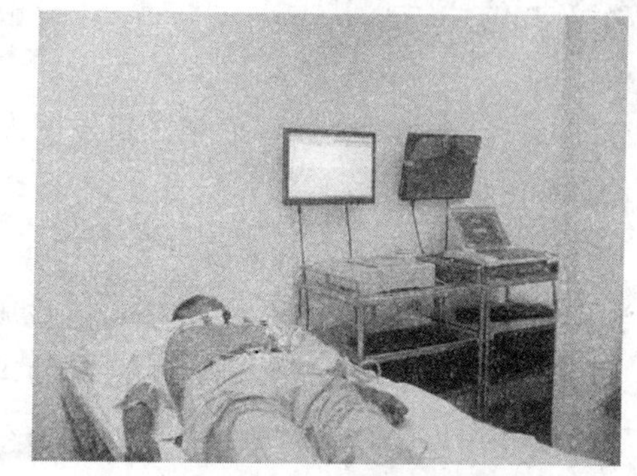 图12-7　心电图描记
6. 描记完毕，检查完后再核对一遍，将导联选择开关回至"0"点，关闭电源开关，并将病人局部皮肤擦拭干净，帮助病人整衣下床，取下描记好的心电图纸，在心电图纸上标明被检查者的姓名、性别、年龄、科别、床号、描记日期、时间及各导联名称。	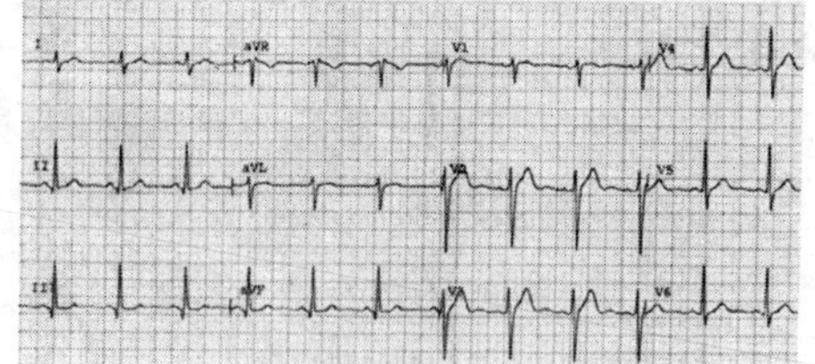 图12-8　标记心电图各导联名称等
7. 整理、记录 (1) 整理用物。 (2) 仪器清洗与维护。 (3) 护士洗手，记录测试结果，签名(图12-9)。	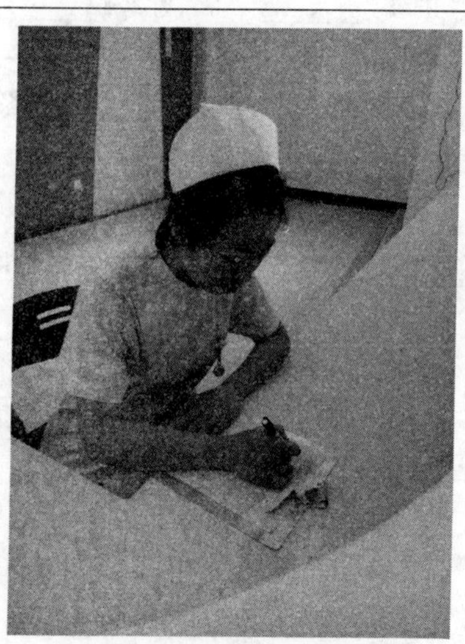 图12-9　护士洗手、记录

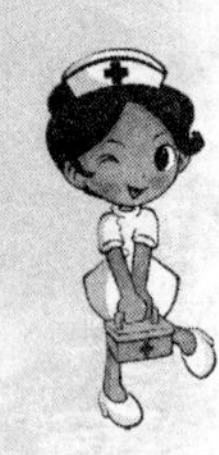

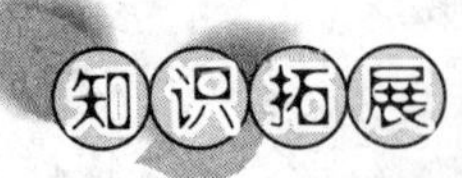

心电图机发明人威廉·爱因托芬

爱因托芬(1860—1927),荷兰生理学家。1860 年 5 月 21 日生于爪哇,1927 年 9 月 28 日卒于莱顿。其父为驻爪哇军医。1879 年入乌得勒支大学医学院。1885 年获医学博士学位。次年,任莱顿大学生理学教授,后成为荷兰皇家科学院的成员。

1895 年在英国生理学家 A. D. 沃勒的工作基础上开始进行心脏动作电流的研究,改进了德·阿森瓦氏的镜影电流计,设计了弦线式电流计,采用直径为 0.002 mm 的镀银石英丝代替动圈和反射镜记录心动电流及心音,克服了以往仪器的缺点。

1903 年,他确定心电图的标准测量单位,即描记记录的影线在纵坐标上波动 1 cm,代表 1 mV 的电位差,在横坐标上移动 1 cm 为 0.4 秒钟。采用 P、Q、R、S、T 等字母标出心电图上的各波,并选择双手与左脚安放电极板,组成 3 种标准导联(至今仍沿用)。

1912 年研究正常心电图的变动范围,并提出"爱因托芬三角"理论。

因研究心电图机理和发明心电图描记器,获 1924 年度诺贝尔生理学或医学奖。

代表作有《色差实体镜》、《弦线电流计和心脏动作电流的测量》。

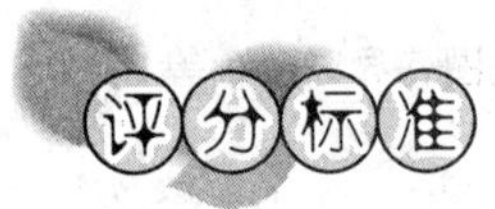

心电图检查考核评分标准

班级:________　　姓名:________　　学号:________　　得分:________

项目		分值	考核内容	考核方式	评分标准	得分
礼仪要求 10 分	仪表	3	着装规范	观察	未做到不得分	
	行为	4	大方、得体、敬人	观察	未做到不得分	
	言谈	3	语言规范,态度温和	观察	未做到不得分	
操作前准备 15 分	病人	5	评估病人病情	口述	未做到不得分	
	环境	2	病室安静、整洁、温湿度适宜	口述	未做到不得分	
	护士	4	修剪指甲、洗手、戴口罩	观察	未做到不得分	
	用物	4	检查心电图机,备齐用物,摆放合理	观察操作	未做到不得分	
操作过程 55 分	核对解释	5	核对床号、姓名;解释操作中注意事项、取得合作	口述操作	少一项扣 2 分	
	体位	5	协助病人平卧位,暴露电极安放部位,取下金属饰品及手表,避免躯体与四肢移动或接触铁床	口述操作	操作不正确,少一项扣 1 分	

续表

操作过程55分	涂导电糊	5	在受检查者导联探查电极连接处涂导电糊	操作	操作不正确扣3分	
	连接肢体导联	12	探查电极正确连接到肢体导联的位置；按照左上肢→黄线、左下肢→绿线、右上肢→红线、右下肢→黑线连接	操作	未按正确位置连接各扣3分，扣完为止	
	连接胸部导联	12	探查电极正确连接到胸部导联V1、V2、V3、V4、V5、V6的位置	操作	未按正确位置连接各扣2分，扣完为止	
	心电图描记	6	开启电源开关；调定心电图的纸速、定准电压等	操作	操作不正确各扣3分	
		5	按心电图导联顺序，按次序进行12个导联心电图描记	操作	漏项描记扣5分	
		5	将导联开关旋回到“0”位，关闭电源开关，然后撤除各个导线	操作	一项未做到扣2分，扣完为止	
操作后处理10分	病人	2	将病人皮肤擦拭干净，帮助病人整衣下床	观察	未做到不得分	
	用物	2	整理用物	观察	未做到不得分	
	护士	6	洗手，在心电图纸上标明被检查者的姓名、性别、年龄、科别、床号、描记日期、时间及导联名称	口述观察	一项未做到扣1分，扣完为止	
综合评价5分		3	动作轻巧、熟练、规范	观察	未做到不得分	
		2	关爱病人，沟通有效	观察	未做到不得分	
相关理论5分		2	目的明确	口述	目标不明确扣2分	
		3	熟记注意事项	口述	未熟记注意事项酌情扣分	
总得分						

监考教师：　　　　　　　　考核时间：

（梁春艳　任惠玲）

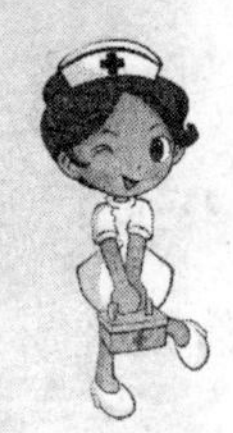

实训项目十三 全自动血糖分析仪检测术

实训目标

1. 掌握全自动血糖分析仪的使用方法及注意事项。
2. 会指导糖尿病病人正确地进行血糖测定。
3. 检测糖尿病病人血糖水平，及时了解病人的病情发展和治疗效果。

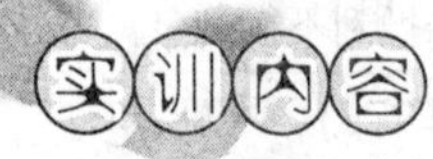

实训内容

（一）操作目的

1. 会正确使用全自动血糖分析仪。
2. 指导糖尿病病人进行定期血糖监测，及时了解血糖变化。

（二）操作准备

1. 护士准备
（1）评估病人病情。
（2）衣帽整齐，洗手，手部温暖。

2. 病人准备　做好解释工作，取得到病人的合作，温水清洁双手。

3. 用物准备　治疗盘(内放 75%乙醇棉球)、采血笔、血糖仪、治疗单；检查血糖仪的性能，确保可用。

4. 环境准备　用消毒液布擦盘、台、车；病室安静、整洁，温、湿度适宜。

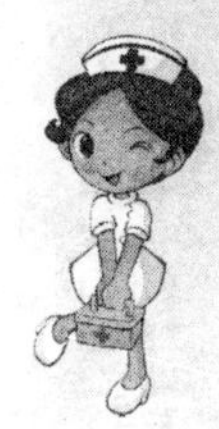

（三）操作程序

操作流程	图　解
1. 护士洗手、戴口罩；备齐用物、摆放有序。	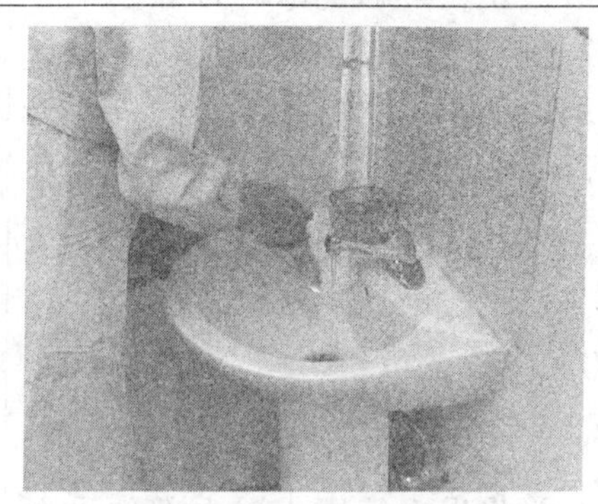 图 13－1　护士洗手
2. 安装血糖仪(图 13－2) (1) 血糖仪安装电池并经密码设置。 (2) 血糖试条应与血糖仪型号相同。	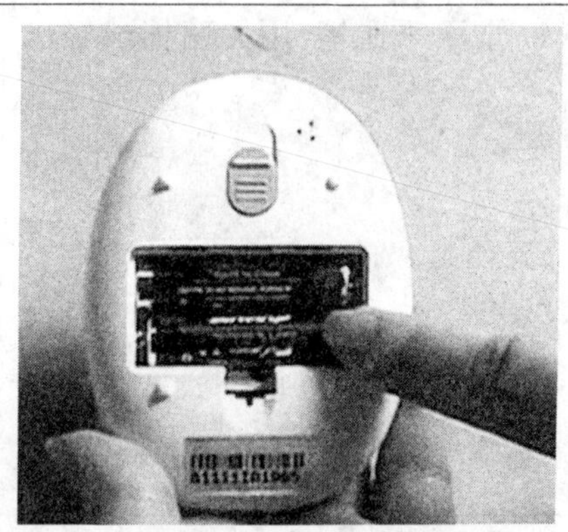 图 13－2　安装电池
3. 向病人核对解释，取得合作，协助病人取舒适的体位，协助病人温水清洁双手(图 13－3)。	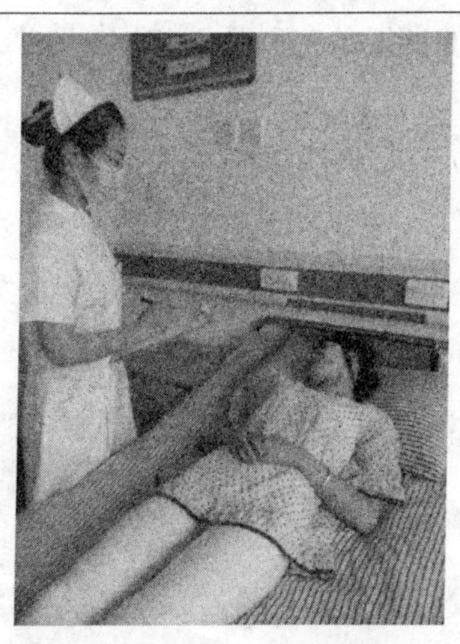 图 13－3　向病人核对解释

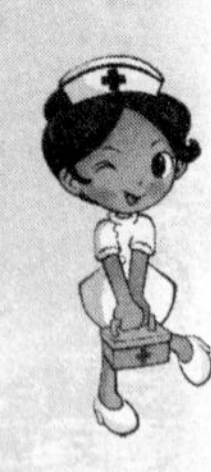

操作流程	图　解
4. 采血操作 (1) 用 75% 乙醇消毒指尖，待干燥。 (2) 调试安装采血笔(图 13－4)。	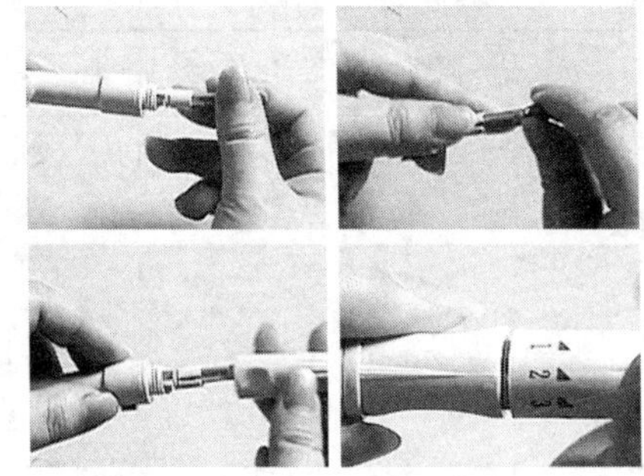 图 13－4　安装采血笔
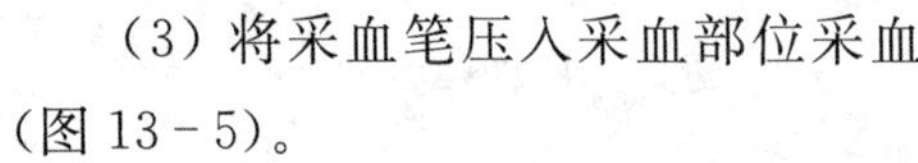 (3) 将采血笔压入采血部位采血(图 13－5)。 (4) 取下采血笔，用无菌棉球轻压伤口。	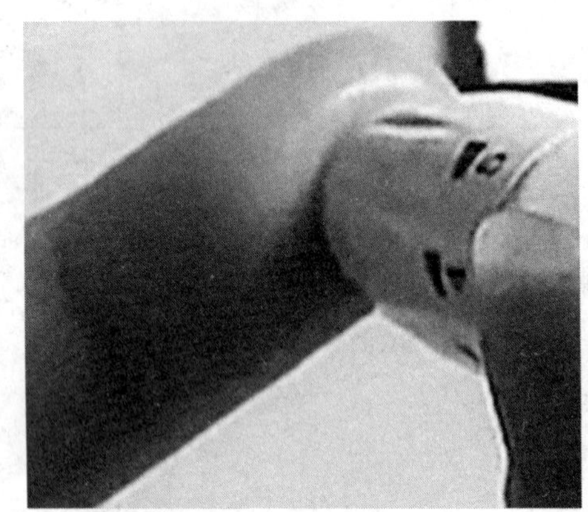 图 13－5　采血
5. 检测过程 (1) 开机后再次核对所用仪器密码与使用的试纸条密码是否相同(图 13－6)。 (2) 红灯指示后插入试纸条。	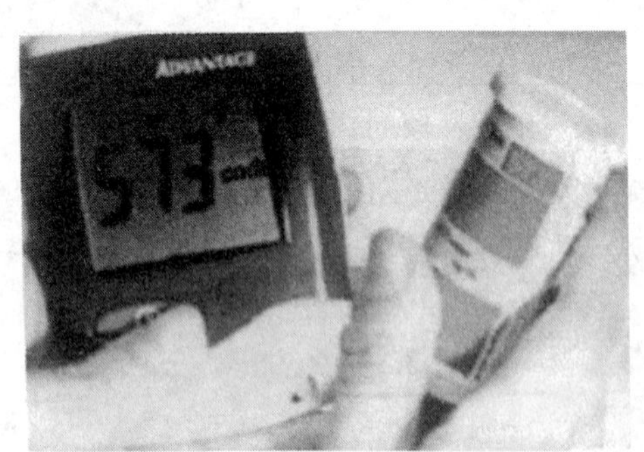 图 13－6　核对血糖仪与试纸条密码

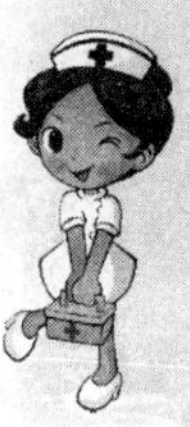

操作流程	图　解
(3) 仪器屏幕上的密码消失后，将血滴在试纸条的检测区内(图 13－7)。 (4) 读数、关机。 (5) 告知病人结果，作糖尿病健康指导。	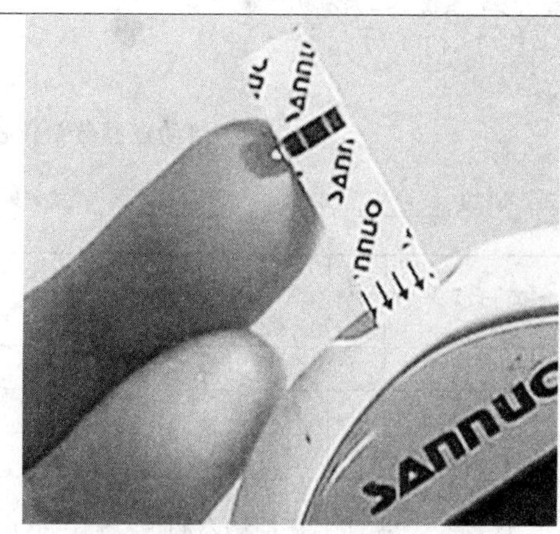 图 13－7　检测
6. 整理、记录 (1) 整理用物，协助病人躺卧舒适，整理床单位。 (2) 整理血糖仪，穿刺针放回盒内。 (3) 护士洗手，记录测试结果，签名(图 13－8)。	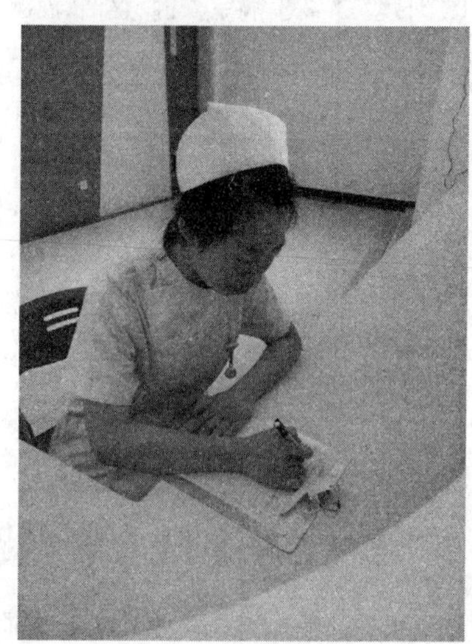 图 13－8　护士洗手、记录

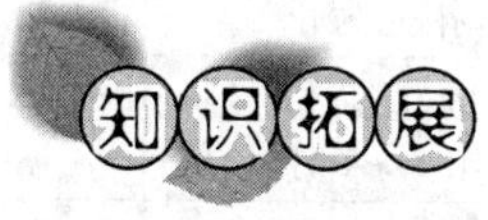

973 生物 β 细胞重组激活技术

“973 生物 β 细胞重组激活技术”是我国“973 计划”糖尿病专项科研工作中研发的世界首例攻克糖尿病及其并发症的最新技术。

2012 年，“973 生物 β 细胞重组激活技术”经过反复的实验与修正，终以其适用人群广、高治愈率及降糖效果的持久性，受到国际医学界的热切关注，一举斩获国际糖尿病医学领域多项大奖，并被国家科技部、卫生部正式命名为“973 生物 β 细胞重组激活技术”。

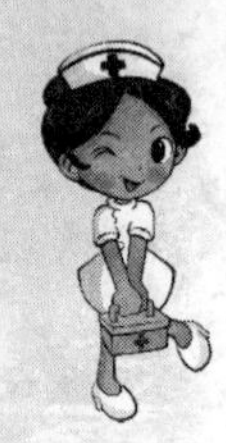

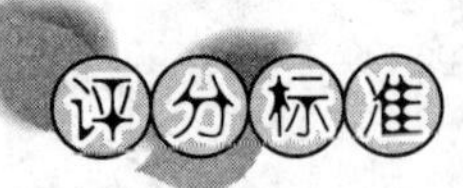

全自动血糖分析仪检测术考核评分标准

班级：________　姓名：________　学号：________　得分：________

项目		分值	考核内容	考核方式	评分标准	得分
礼仪要求10分	仪表	3	着装规范	观察	未做到不得分	
	行为	4	大方、得体、敬人	观察	未做到不得分	
	言谈	3	语言规范，态度温和	观察	未做到不得分	
操作前准备15分	病人	5	评估病人病情，解释、取得病人合作	口述	未评估扣2分；未解释扣3分	
	环境	2	病室安静、整洁、温湿度适宜	口述	不符合要求不得分	
	护士	4	修剪指甲、洗手、戴口罩；必要时戴手套	口述 操作	违反一项扣2分，扣完为止	
	用物	4	检查并安装血糖仪，核对血糖试纸条；备齐用物，摆放合理	口述 操作	未检查扣1分，安装错误扣1分；缺一件扣1分，扣完为止	
操作过程55分	核对解释	5	核对床号、姓名并解释、协助病人温水清洁双手	口述 操作	一项不正确各扣1分	
	消毒	5	用75%乙醇消毒指尖，待干燥	操作	未消毒不得分；方法不正确扣2分	
	安装	10	安装采血笔，调试采血笔	操作	安装错误，未调试各扣5分	
	采血操作	5	将采血笔压入采血部位采血	操作	采血部位错误，或深度不够不得分	
		5	取下采血笔，挤压取血	操作	错误不得分	
	检测过程	5	开机，再次核对血糖试纸条与血糖仪型号	口述 操作	一项未做到扣2分，扣完为止	
		5	红灯指示后插入试纸条	操作	未按正确位置插入扣2～4分	
		5	仪器屏幕上的密码消失后，将血滴在试纸条的检测区内	口述 操作	血滴位置或量不正确扣2～4分	
		5	读数，关机，告知病人结果	口述	一项未做到扣2分，扣完为止	
		5	作糖尿病健康指导	口述	未做扣4分	

续表

操作后处理10分	病人	2	置病人舒适体位	操作	未做到不得分	
	用物	4	整理用物，整理血糖仪并装入盒内	观察	一项不符合要求扣2分	
	护士	4	洗手，记录，签名	观察	一项未做到扣1分	
综合评价5分		3	动作轻巧、熟练、规范	观察	未做到不得分	
		2	关爱病人，沟通有效	观察	未做到不得分	
相关理论5分		2	目的明确	口述	目标不明确扣2分	
		3	熟记注意事项	口述	未熟记酌情扣分	
总得分						

监考教师：　　　　　　　　　　考核时间：

（梁春艳）

实训项目十四 尿液自动分析仪检测术

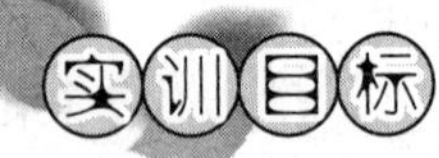

1. 了解尿液自动分析仪检测术的目的和意义。
2. 初步学会尿液自动分析仪检测术的操作方法。

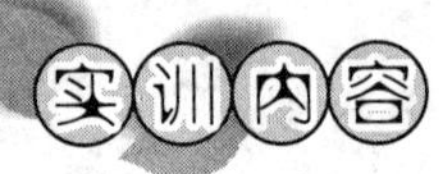

（一）操作目的

1. 了解尿液自动分析仪检测术的目的、方法。
2. 能对病人及家属进行相关知识的教育。

（二）操作准备

1. 护士准备
(1) 评估病人病情。
(2) 衣帽整齐，洗手，戴无菌口罩，操作前戴手套。
2. 病人准备　病人了解检查的目的、方法，并能积极配合。
3. 用物准备　全自动尿液分析仪、专用试管、护理记录单等。
4. 环境准备　病室安静、整洁；温、湿度适宜。

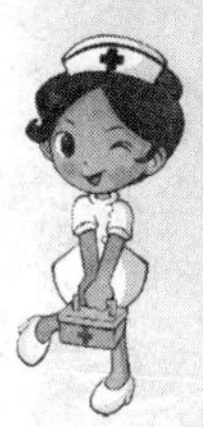

（三）操作程序

操作流程	图　解
1. 核对病人化验单床号、姓名、性别、年龄，告知病人和家属操作的目的和方法，做好操作前的准备工作（图 14-1）。	图 14-1　向病人核对解释
2. 嘱病人在指定容器内正确留取尿标本（图 14-2）。	图 14-2　正确留取尿标本
3. 接通电源，打开机器前方的“开关”即可，机器进行自检后进入主界面，校准机器。	
4. 将需要检查的尿液放入试管架上，放到进样器上，修正起始编号后点击“开始”（图 14-3，图 14-4），并打印检查结果。	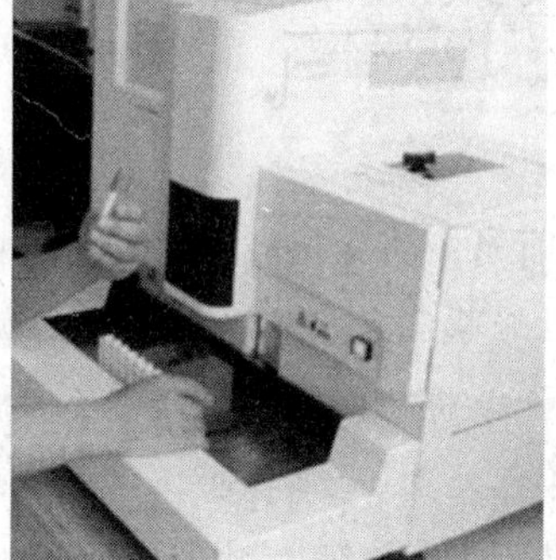 图 14-3　打开仪器电源

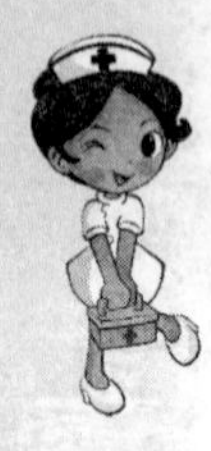

<table>
<tr><th>操作流程</th><th>图 解</th></tr>
<tr><td></td><td>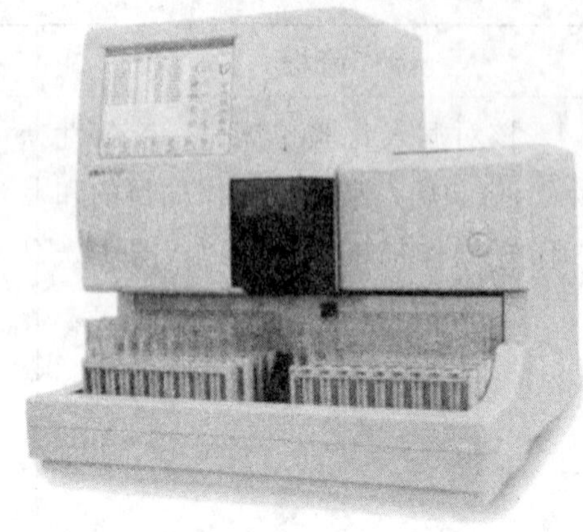
图 14－4</td></tr>
<tr><td>5. 整理、记录
(1) 整理用物，按废物分类正确处理。
(2) 仪器清洗与维护。
(3) 洗手，签名(图 14－5)。</td><td>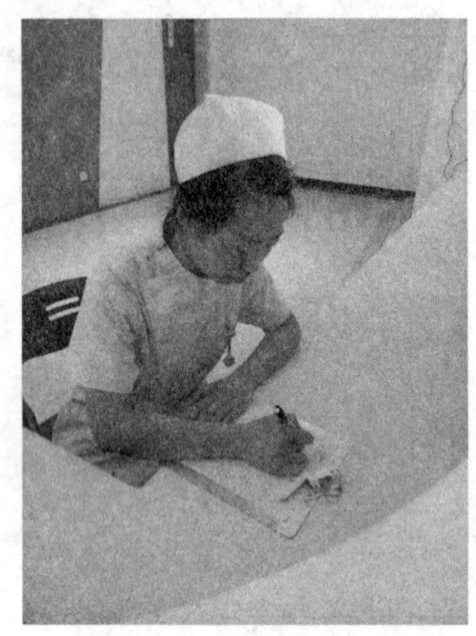
图 14－5 护士洗手、记录</td></tr>
</table>

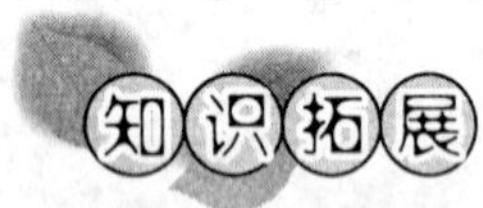

尿液分析仪的分析原理进展

尿液自动分析检测仪是尿液检测的自动化仪器，具有操作简单、快捷、检出灵敏度高、重复性好等优点。尿液分析仪由机械系统、光学系统、电路系统三部分组成。机械系统主要功能是将待检试纸条传送到位，将检测后的纸条排入废物盒；光化学系统通常包括光源、单色处理、光电转换三部分。电路系统将转换后的电信号放大，经模数转换后送CPU处理计算出最终检测结果，然后将结果输出到屏幕显示并送打印机打印，CPU不但负责检测数据的处理，而且控制整个机械、光学系统的运作，并通过软件实现了多种功

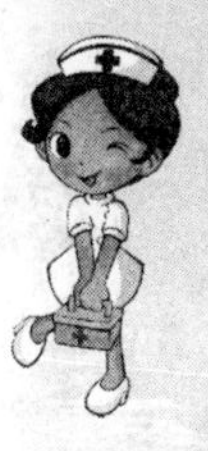

能。尿液分析仪的工作原理为：在微电脑的控制下，用双波长测定试纸条上的颜色变化，试纸条上有数个含有各种试剂的试剂垫，各自与尿中相应的成分进行独立反应，显示不同的颜色，颜色的深度与尿液中的某种成分呈比例关系。试纸条中还有另一个垫"补偿区"作为尿液本底颜色，以对有色尿及仪器变化等产生的误差进行补偿。将黏附有尿液的试纸条放在仪器比色槽内，试纸条上已产生化学反应的各种试剂垫被光源照射，其反射光被接收器接收，反射光的强度与各个项目的反应颜色呈正比。不同强度的反射光再经光电转换器转换为电信号进行处理。

尿自动分析仪检测项目与参考值如下(见表 14－1)。

表 14－1　尿自动分析仪检测项目与参考值

项目及代码	英文名称	参考值
酸碱度(pH)	hydrogen concentration	6.0～6.5
蛋白质(Pro)	protein	定性：阴性
葡萄糖(Glu)	glucose	定性：阴性
酮体(Ket)	ketone	定性：阴性
隐血/红细胞(OB/Ery)	occult blood/erythrocyte	定性：阴性
胆红素(Bil)	bilirubin	定性：阴性
尿胆元(Um)	urobilinogen	定性：阴性 or 弱阳性
亚硝酸盐(Nit)	nitrite	定性：阴性
白细胞(Leu)	leukocyte	定性：阴性
比重(sc)	Specific gravity	1.015～1.025

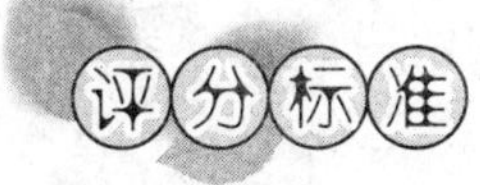

尿液自动分析仪检测术考核评分标准

班级：_______　　姓名：_______　　学号：_______　　得分：_______

项目		分值	考核内容	考核方式	评分标准	得分
礼仪要求10分	仪表	3	着装规范	观察	未做到不得分	
	行为	4	大方、得体、敬人	观察	未做到不得分	
	言谈	3	语言规范，态度温和	观察	未做到不得分	
操作前准备15分	病人	5	评估病人；嘱病人正确留取尿标本	口述	未评估扣 2 分；标本留取不规范扣 3 分	
	环境	2	病室安静、整洁，温湿度适宜	口述	不符合要求不得分	
	护士	4	修剪指甲，洗手，戴口罩、手套	口述	违反一项扣 2 分，扣完为止	
	用物	4	检查仪器性能；备齐用物，摆放合理	口述 操作	未检查扣 2 分；缺一件扣 1 分，扣完为止	

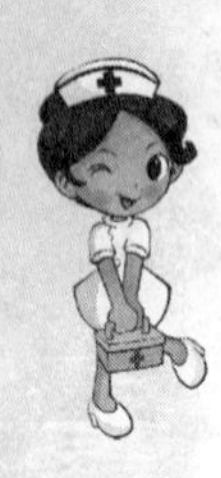

续表

操作过程55分	核对	10	核对病人送检标本及化验单：姓名、床号、科室、检查项目	口述	未核对不得分，一项未做到扣1分	
	调试仪器	15	打开开关、校准仪器	操作口述	未校准不得分；方法不当酌情各扣5分	
	检测	15	将需要检查的尿液放入试管架上，放到进样器上，按开始键	操作	方法不当酌情各扣5分	
	打印结果	15	选取需要检测的项目，记录并打印	口述操作	未做到不得分	
操作后处理10分	病人	2	置病人舒适体位	口述	未做到不得分	
	用物	2	整理用物，仪器清洗和维护	口述观察	不符合要求扣1～2分	
	护士	6	洗手，记录，签名	口述观察	一项未做到扣2分	
综合评价5分		3	操作熟练、规范	观察	未做到不得分	
		2	爱伤观念强	观察	未做到不得分	
相关理论5分		2	目的明确	口述	目标不明确扣2分	
		3	熟记注意事项	口述	未熟记酌情扣分	
总得分						

监考教师：　　　　　　　　考核时间：

（梁春艳）

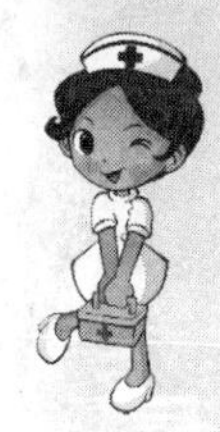

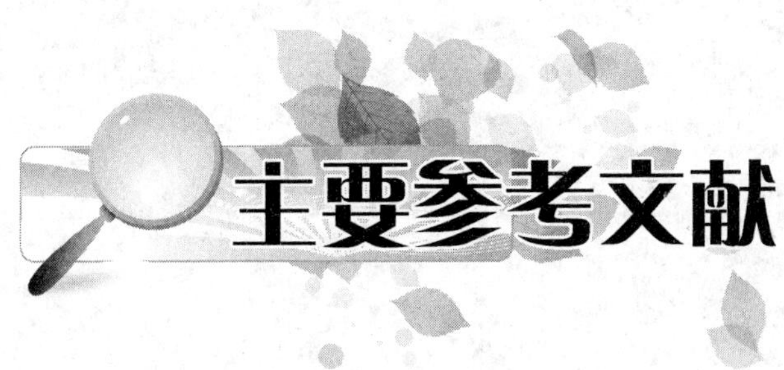

[1] 胡月琴.健康评估.南京:东南大学出版社,2009

[2] 刘成玉.健康评估.北京:人民卫生出版社,2010

[3] 魏武.诊断学.北京:人民卫生出版社,2011

[4] 吕探云,王蓓玲.健康评估.上海:复旦大学出版社,2008

[5] 熊盛道.健康评估.北京:高等教育出版社,2004

[6] 吕探云.健康评估.北京:人民卫生出版社,2004

[7] 白洪海.心理学基础.北京:科学出版社,2004

[8] 童晓云.健康评估.郑州:河南科学技术出版社,2005

[9] 黄岚,宋凌鲲.现代心电图学.北京:化学工业出版社,2011

[10] 陈清启.心电图学.2版.山东:山东科学技术出版社,2012

[11] 童晓云.健康评估.南京:东南大学出版社,2014